Sonja Ostertag

Einfach Besser Bewegen

Die effektivsten Übungen für Rücken, Muskeln, Gelenke

südwest

Inhalt

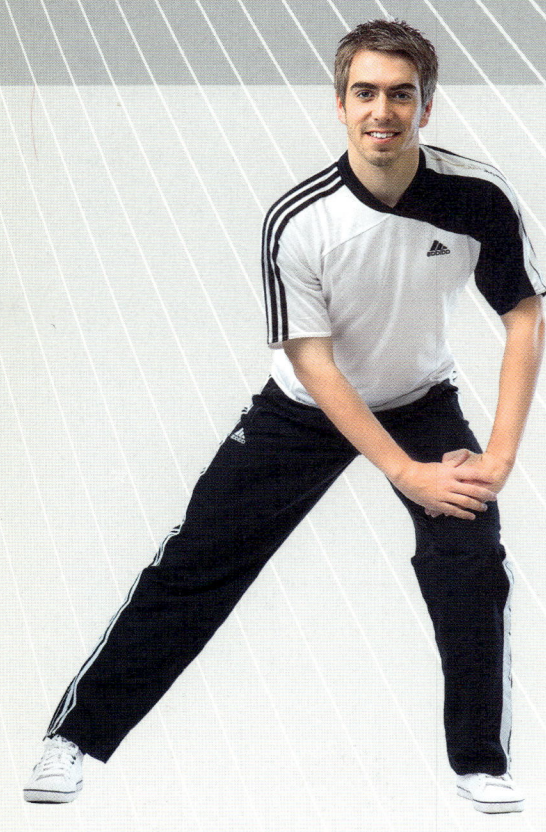

Philipps Übungsprogramm – S. 8–15

Grundposition – S. 16–17

Dehnungsübungen – S. 18–77

In dem Kapitel Dehnung geht es vor allem darum, dass die einzelnen Muskelgruppen durch gezielte Übungen ihre physiologische Länge beibehalten bzw. diese wiedererlangen. Man fühlt sich somit insgesamt entspannter.

Kräftigungsübungen – S. 78–139

Das Kapitel Kräftigung zeigt Übungen zur allgemeinen Stärkung des Muskelapparates und verhilft zu einer verbesserten Haltung.

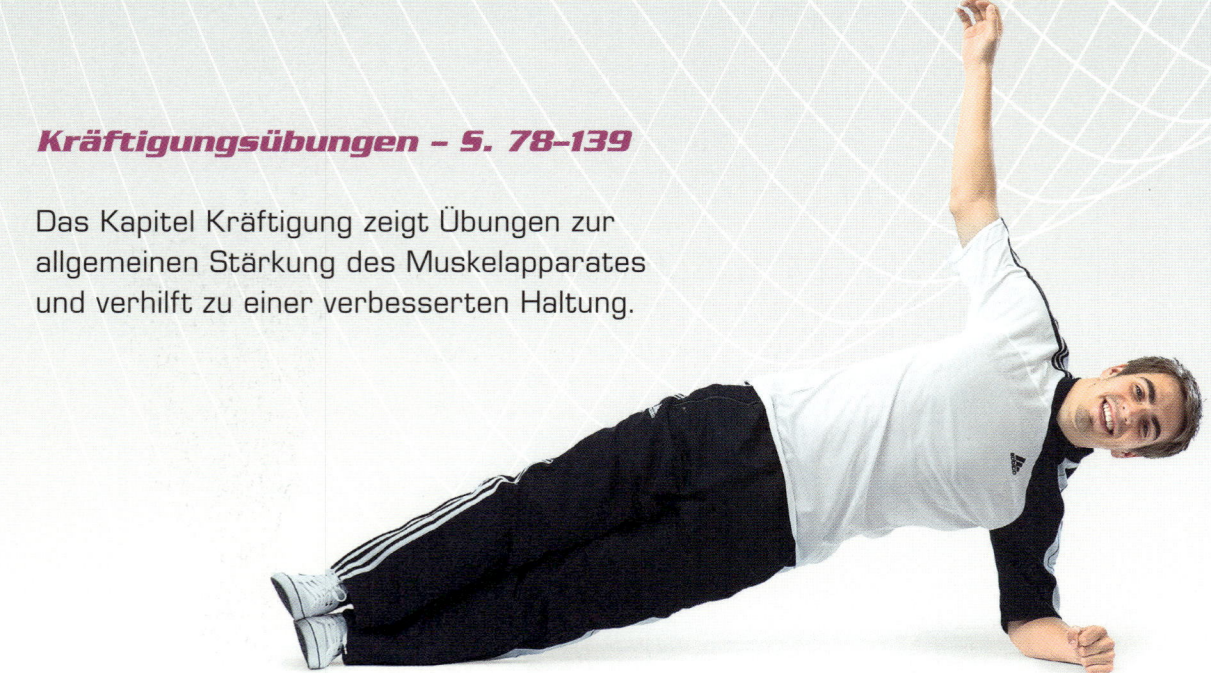

Einfach Besser Bewegen

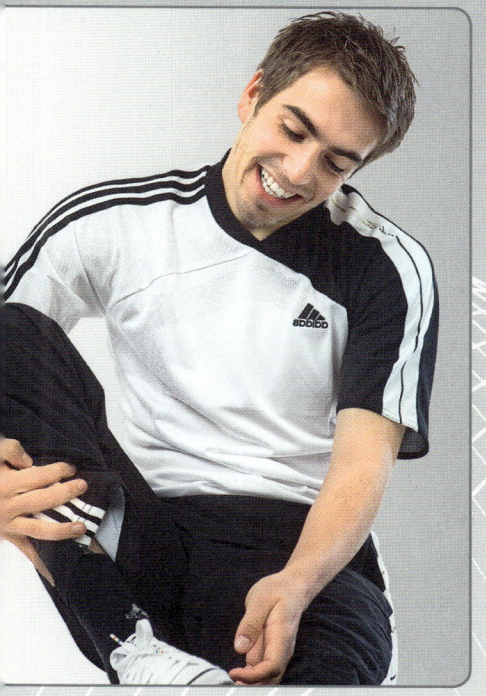

Mobilisationsübungen – S. 140–163

Die Mobilisationsübungen zeigen, wie man beweglicher und somit auch fitter durch den Alltag kommt.

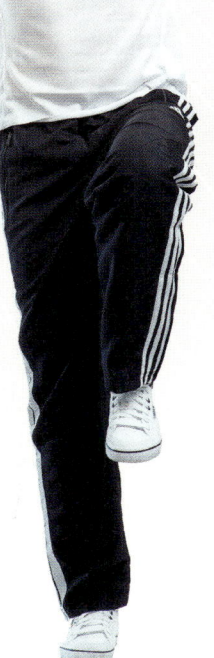

Gleichgewicht und Koordination – S. 164–171

Das Kapitel Gleichgewicht und Koordination beinhaltet Übungen, die das Zusammenspiel aller Muskeln und Gelenke erfordern.

Ein Verzeichnis aller Übungen findet sich auf den Seiten 172/173.

Vorwort von Dr. med. Lutz Hänsel

Einfach Besser Bewegen

Sehr geehrte Leserinnen und Leser,

Zu Recht erlangt Prävention in der Medizin eine immer größere Bedeutung. Prävention bedeutet jedoch, regelmäßig Zeit für etwas zu erübrigen, dessen Nutzen nur versteckt erkennbar ist. Wir fühlen uns gesund und stark. Den Gedanken, selbst einmal unter Rücken-, Schulter- oder Kniegelenkschmerzen zu leiden, schieben wir weit weg von uns.

Gerade Probleme im Bereich des Bewegungsapparates, also der Gelenke, Knochen, Muskulatur, Bänder und Sehnen, sind häufig sehr schmerzhaft und limitieren die betroffene Person sehr stark im Alltag und bei Freizeitaktivitäten.

Als orthopädisches Volksleiden Nummer eins müssen unzweifelhaft Wirbelsäulenprobleme genannt werden. Insbesondere Lenden- und Halswirbelsäule sind betroffen, hier treten am häufigsten Beschwerden auf. Nicht selten droht sogar ein zwischenzeitlicher, krankheitsbedingter Arbeitsausfall oder selten sogar die Operation.

Einfach Besser Bewegen

Als Arzt ist es erste Aufgabe, die Ursache der Schmerzen und Funktionsstörungen zu erkennen und durch gezielte Maßnahmen gemeinsam mit der Physiotherapeutin oder dem Physiotherapeuten die Heilung und Wiederherstellung der Körperfunktionen zu erzielen.

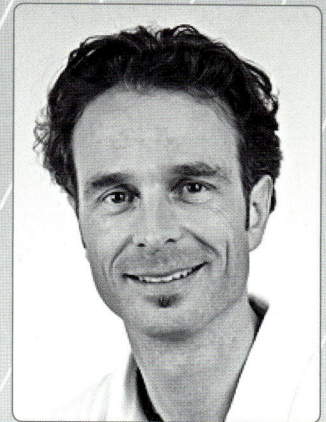

Dr. med. Lutz Hänsel

Der Erfolg der Maßnahmen hängt jedoch ganz wesentlich auch von der Mitarbeit des Patienten ab. Nur wenn er die in der Therapie erlernten Übungen sorgfältig verinnerlicht und regelmäßig auch in Eigenregie durchführt, wird er von einem raschen Genesungsprozess profitieren.

In gleichem Maße gilt der Präventionsgedanke. Ausgerichtet auf die klassischen oder individuellen Schwachpunkte des Körpers kann ein einfaches, gezieltes und regelmäßig ausgeführtes Übungsprogramm zum beschwerdefreien Funktionieren des Bewegungsapparates beitragen. 10 bis 15 Minuten pro Tag reichen völlig aus.

Hierin sehe ich als Arzt eine der größten Herausforderungen und gleichzeitig auch eine der größten Möglichkeiten, meinen Patienten dauerhaft zu helfen. Viel Zeit verwende ich daher darauf, die Notwendigkeit zu verdeutlichen, den Rehabilitationsprozess durch eigene, gezielte Aktivität zu unterstützen oder Prävention als individuelle Leistung in Gang zu setzen.

Vorwort von Dr. med. Lutz Hänsel

In diesem Punkt beneide ich oft die Zahnärzte, denn das, was wir Orthopäden uns für den „Rücken" wünschen, wird uns für unser Gebiss bereits im Kleinkindalter beigebracht: Das tägliche Zähneputzen.

Zu Recht fragt der Patient natürlich nach Hilfestellung oder Anleitung. Mit dem von Frau Sonja Ostertag entwickelten Buch steht sowohl den Ärzten als auch den Therapeuten hierfür ein ideales Instrument zur Verfügung: eine Auswahl an Übungen, die in verständlicher Weise erklärt werden.

Ich bitte Sie: Nutzen Sie diese Gelegenheit und ergreifen Sie die Initiative, Ihren Körper zu pflegen und zu schützen. Unser Bewegungsapparat ist einem kontinuierlichen Verschleißprozess unterworfen und wird u. U. darüber hinaus durch Arbeit oder Sport extremen Belastungen ausgesetzt.

Schützen Sie Ihren Körper mit regelmäßigen gymnastischen Übungen bereits zu einem Zeitpunkt, da Sie sich noch gar nicht vorstellen können, jemals Probleme zu bekommen. Ich verspreche Ihnen: Ihr Körper wird es Ihnen danken.

In diesem Sinne wünsche ich diesem Buch viel Erfolg und dass wir vielleicht Sie dafür gewinnen können, schon heute für die Zukunft aktiv zu werden, denn dann geht für mich als Arzt ein Wunsch in Erfüllung: Unser Patient nimmt seinen Körper in „die eigenen Hände".

Dr. med. Lutz Hänsel

Einfach Besser Bewegen

Dehnung vordere Brustmuskulatur

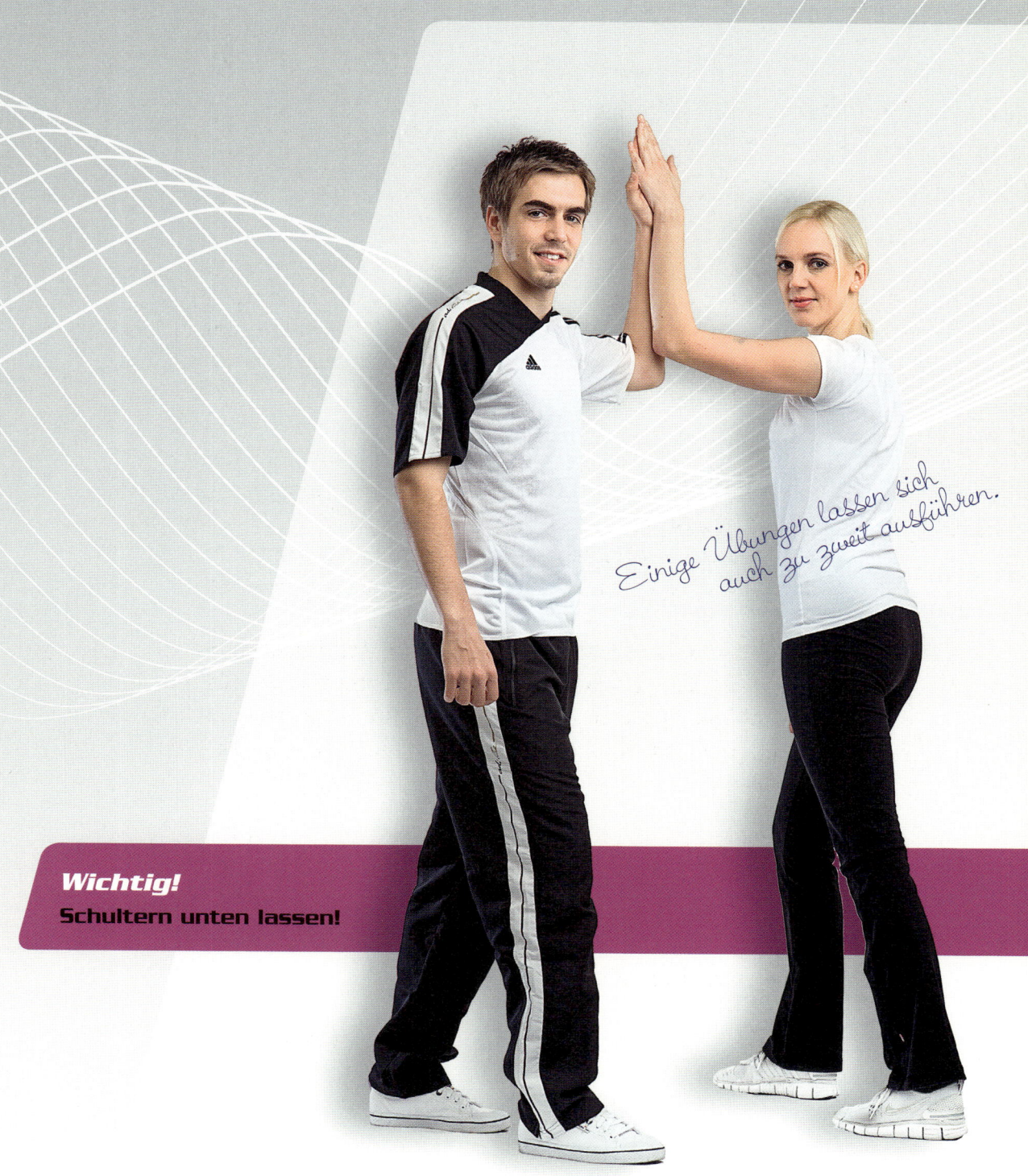

Einige Übungen lassen sich auch zu zweit ausführen.

Wichtig!
Schultern unten lassen!

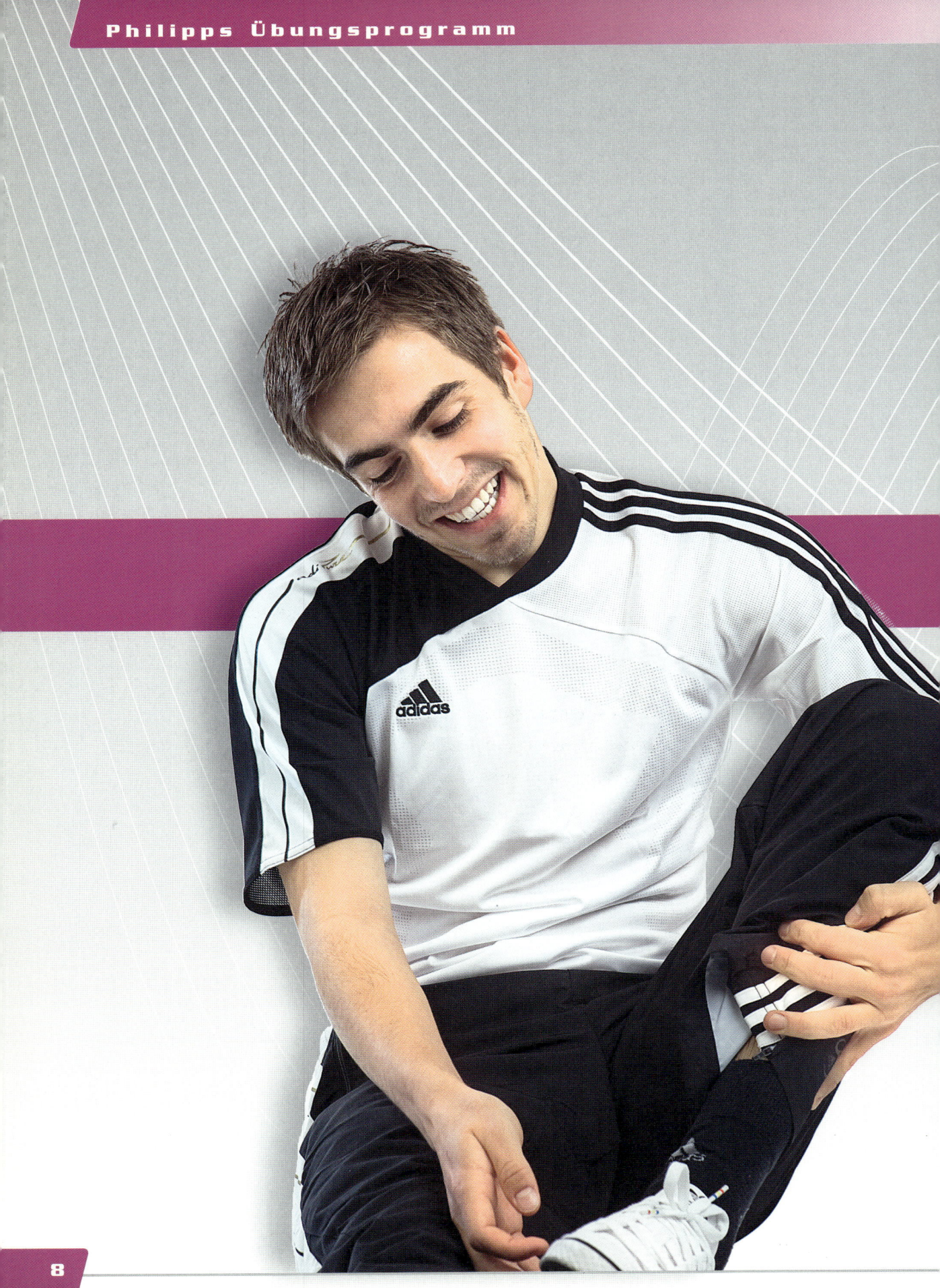

Einfach Besser Bewegen

Philipps Übungsprogramm für Beine und Hüftgelenke

Diese Übungen dienen der Verbesserung der Beweglichkeit in den Hüftgelenken und sind somit eine optimale Vorbereitung vor jedem Spiel.

Philipps Übungsprogramm

Dehnung und Mobilisierung der unteren Lendenwirbelsäule aus der Rückenlage

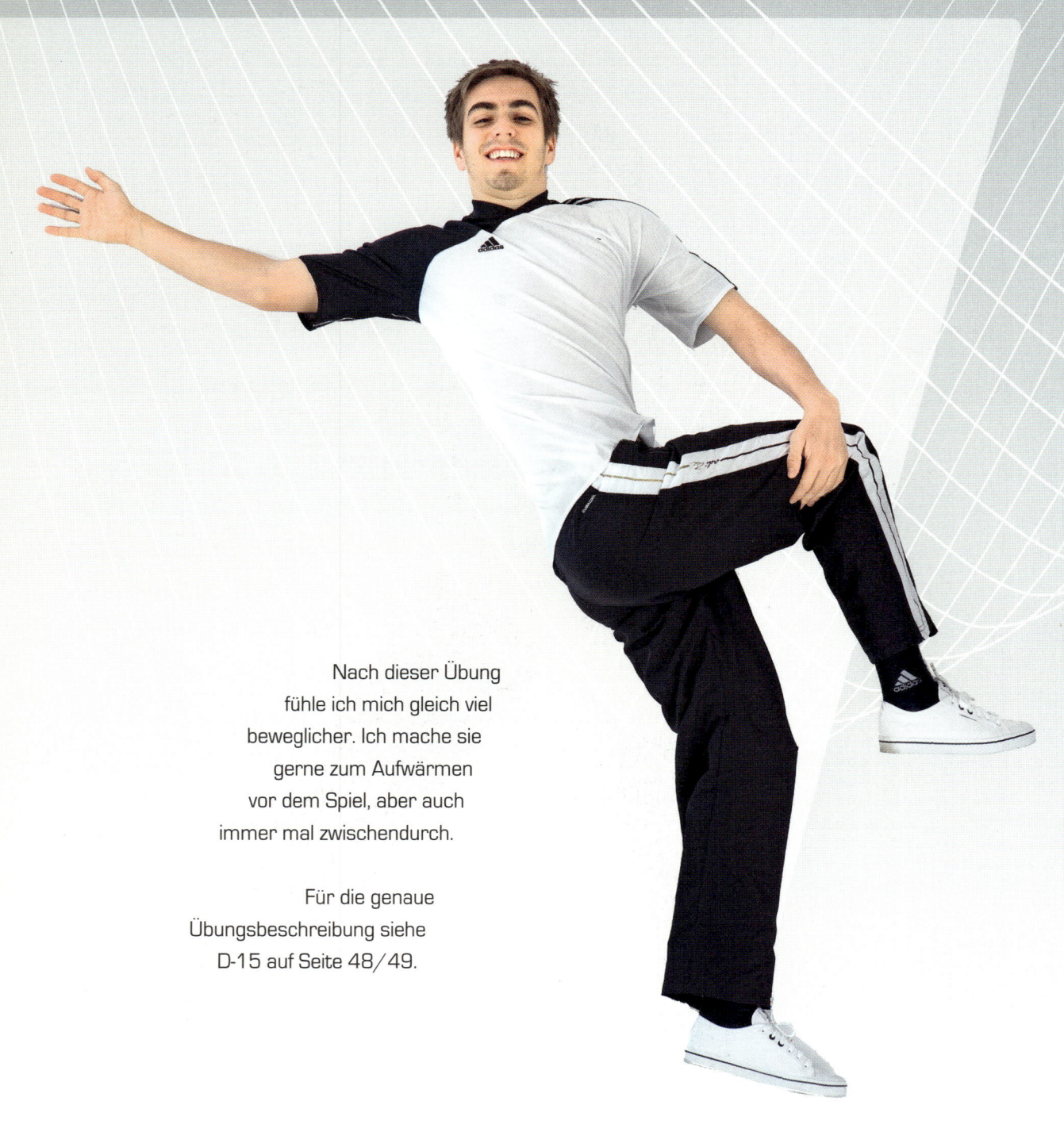

Nach dieser Übung fühle ich mich gleich viel beweglicher. Ich mache sie gerne zum Aufwärmen vor dem Spiel, aber auch immer mal zwischendurch.

Für die genaue Übungsbeschreibung siehe D-15 auf Seite 48/49.

Einfach Besser Bewegen

Dehnung der Oberschenkelinnenseite

Die Dehnung der Oberschenkelinnenseite ist im Training sowie vor jedem Spiel Pflichtprogramm bei uns Fußballern.

Für die genaue Übungsbeschreibung siehe D-24 auf Seite 66/67.

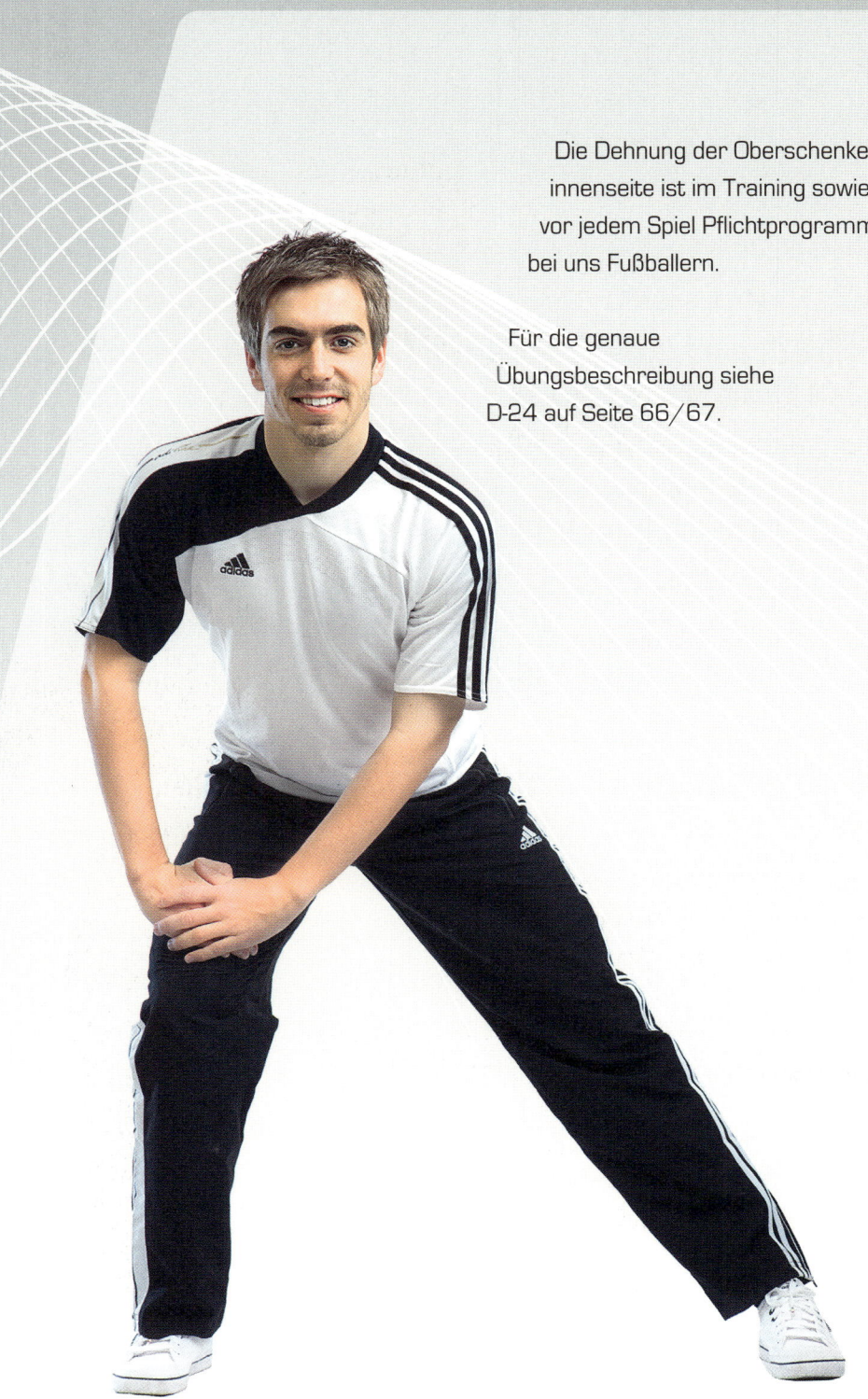

Philipps Übungsprogramm

Dehnung des Hüftbeugers im halben Kniestand

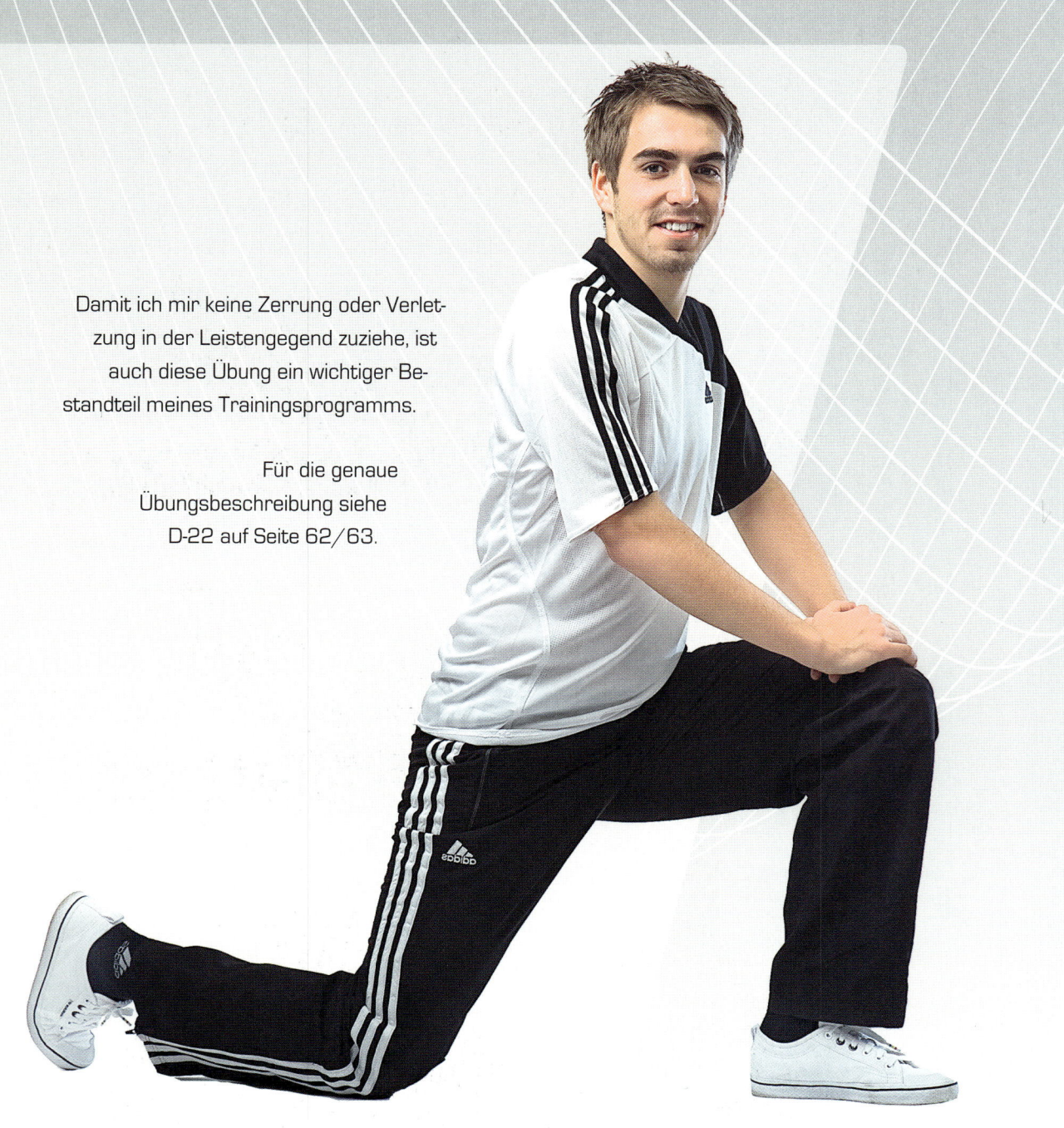

Damit ich mir keine Zerrung oder Verletzung in der Leistengegend zuziehe, ist auch diese Übung ein wichtiger Bestandteil meines Trainingsprogramms.

Für die genaue Übungsbeschreibung siehe D-22 auf Seite 62/63.

Mobilisierung der Hüftgelenke aus der Seitenlage

Fußballer werden nicht selten als „hüftsteif" bezeichnet. Dass das nicht stimmt, zeige ich mit dieser Übung.

Für die genaue Übungsbeschreibung siehe M-10 auf Seite 160/161.

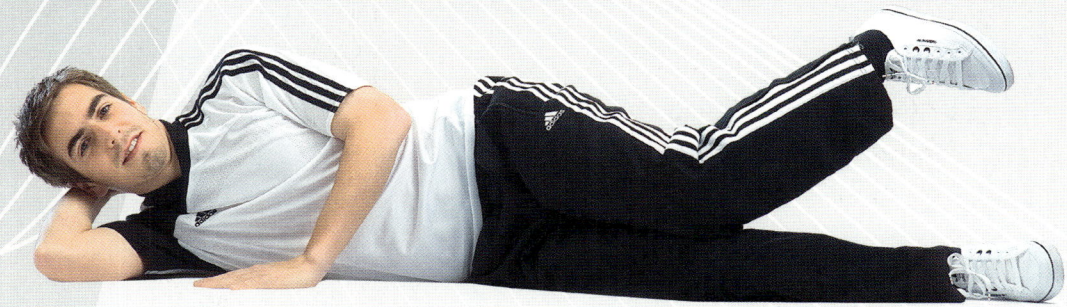

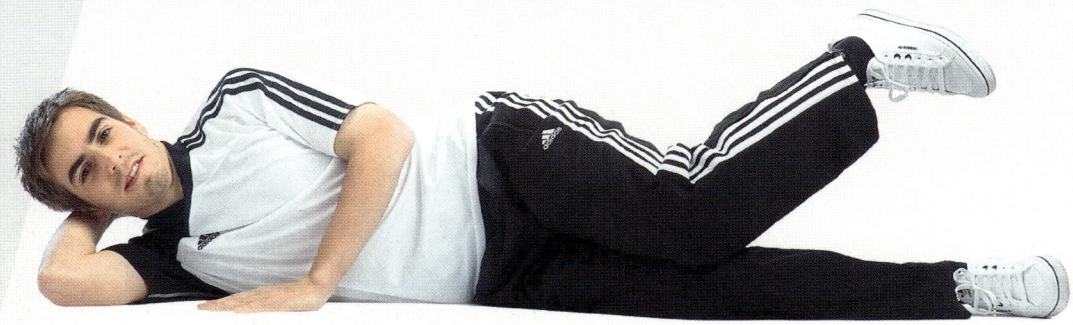

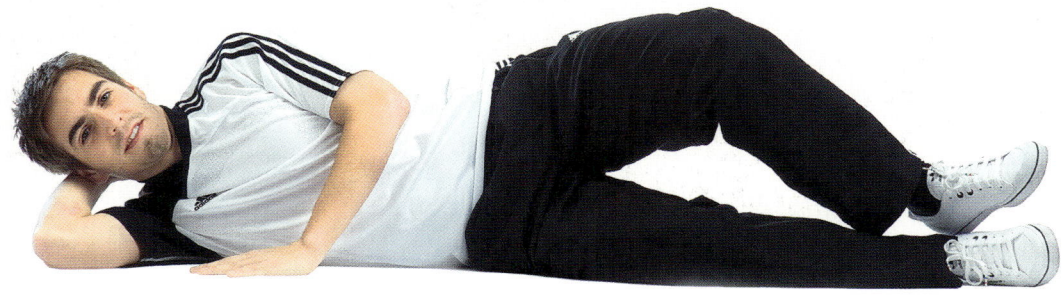

Mobilisierung der Hüftgelenke im Langsitz

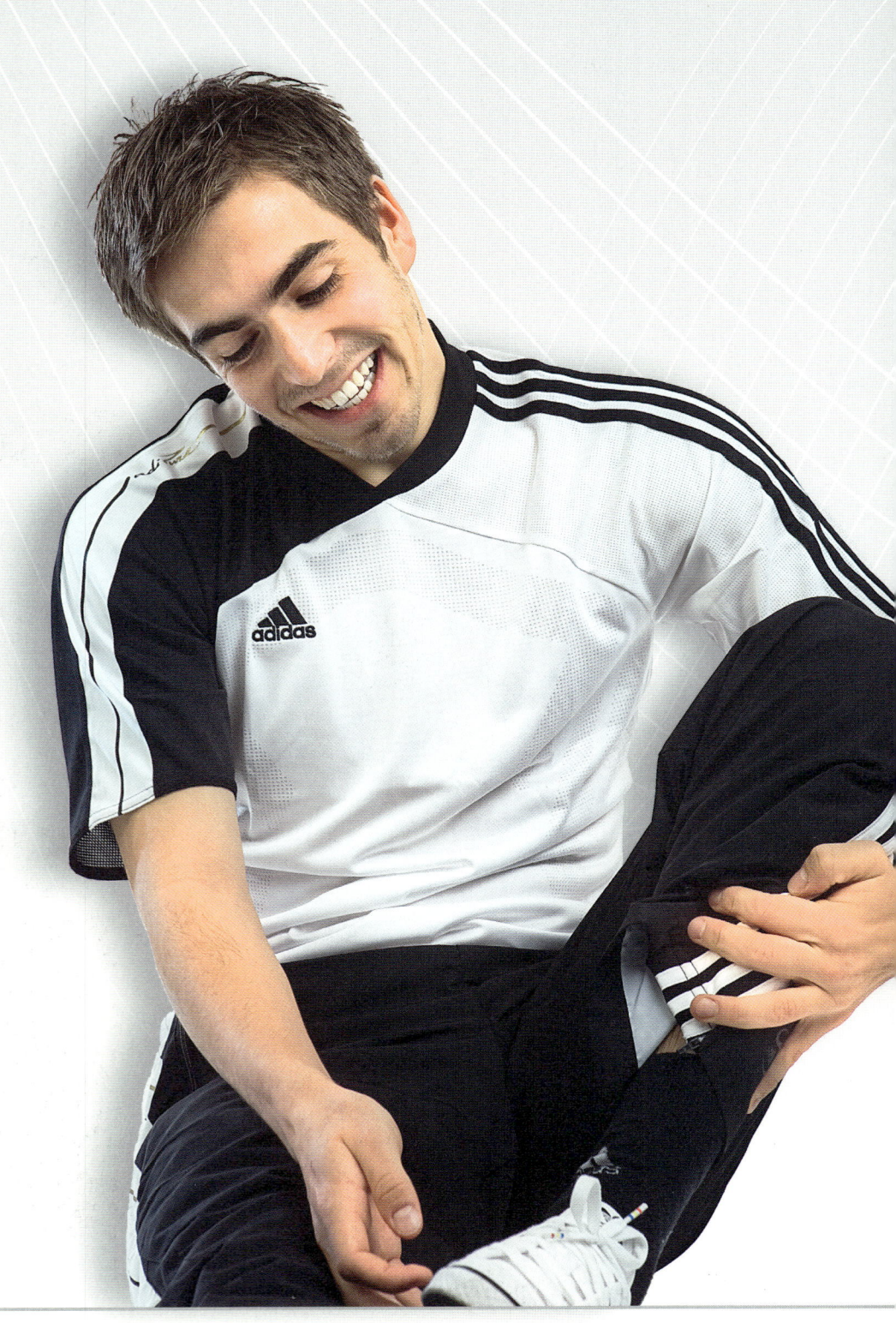

Einfach Besser Bewegen

Und damit die Beweglichkeit in den Hüftgelenken auch erhalten bleibt, lasse ich regelmäßig diese Übung in mein Trainingsprogramm einfließen.

Für die genaue Übungsbeschreibung siehe M-11 auf Seite 162/163.

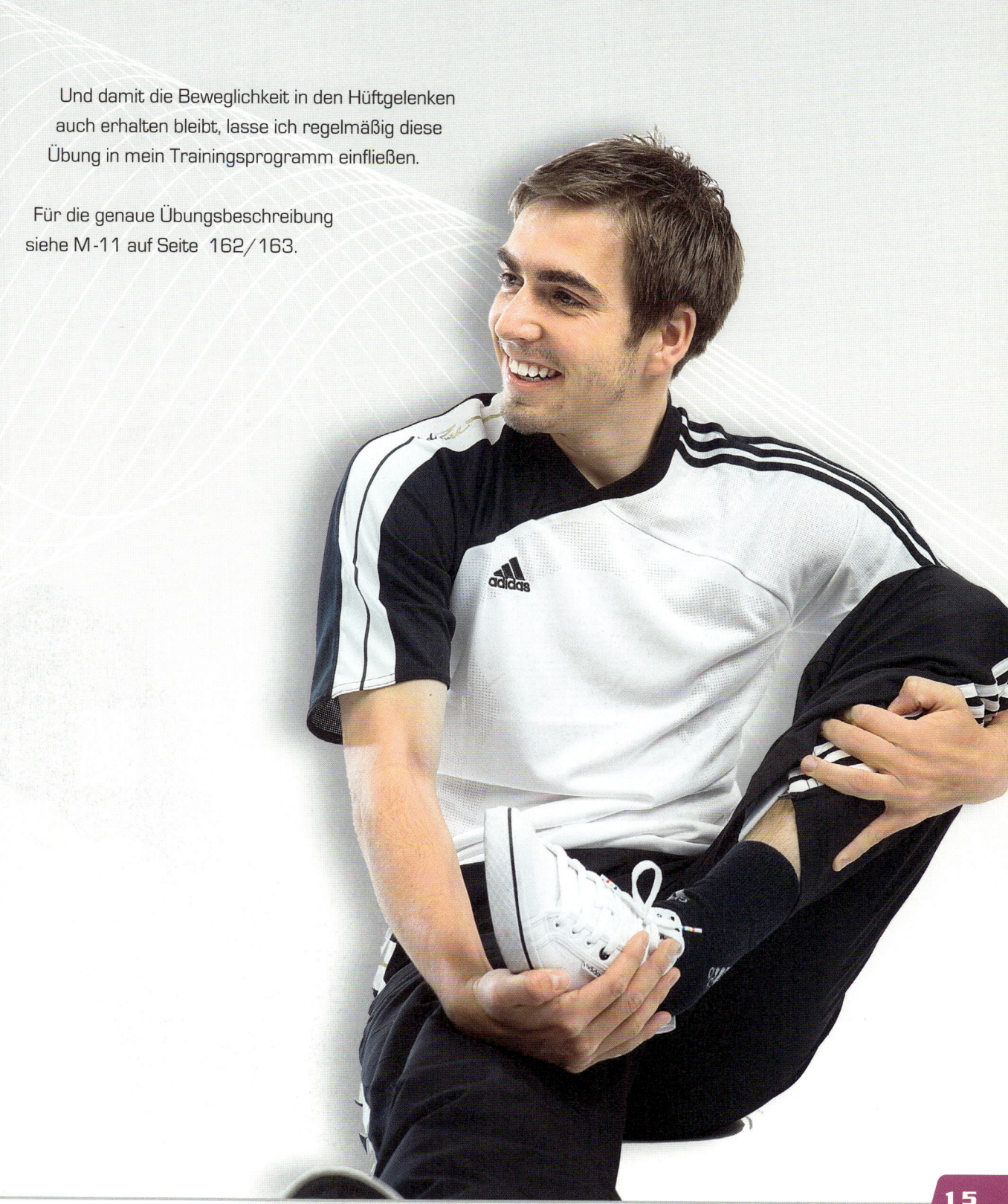

Grundposition

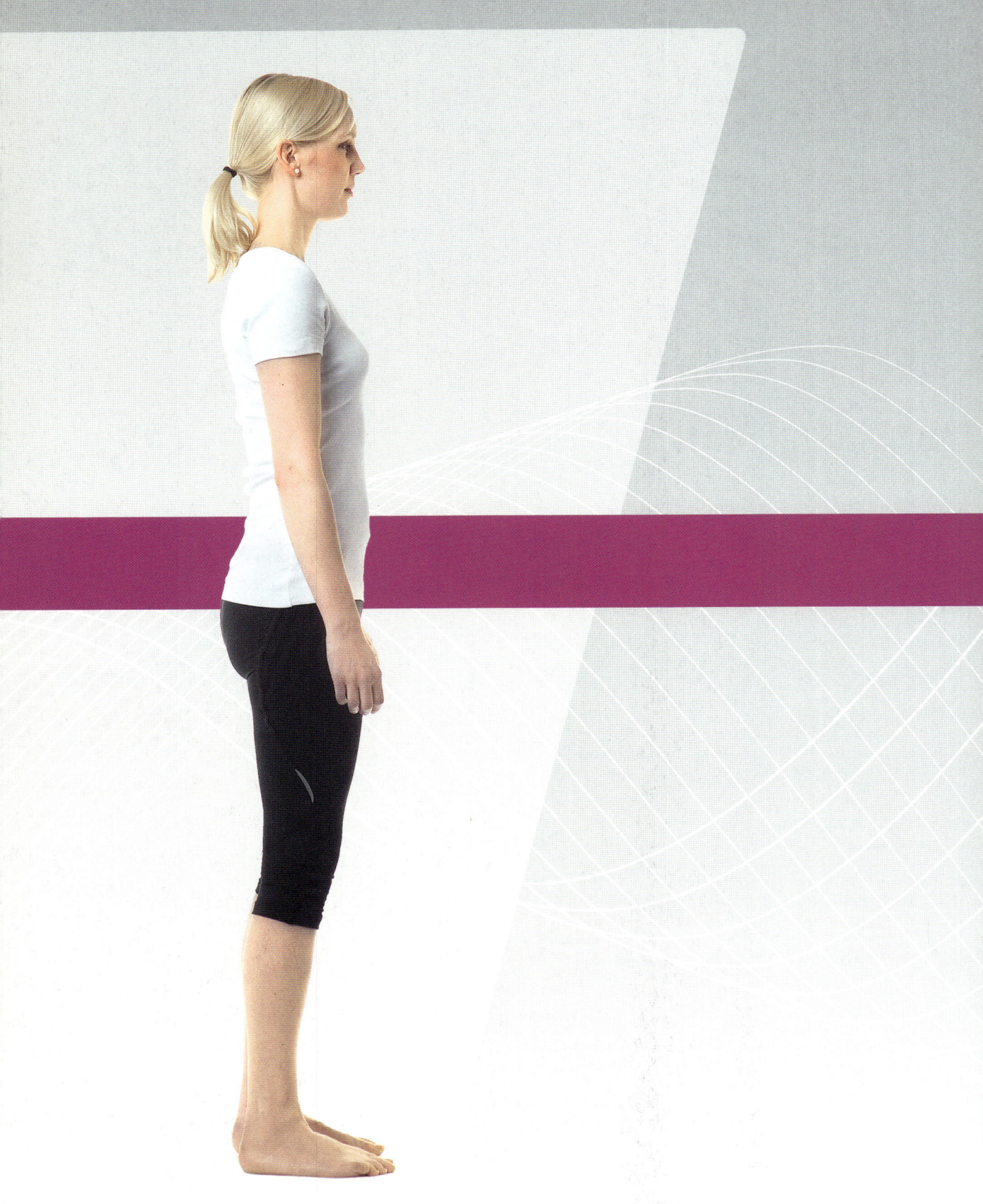

Die Grundposition

Bevor es losgeht

Die Grundposition beschreibt bei allen nachfolgenden Übungen die aufrechte Haltung im Stehen oder Sitzen. Die Füße etwa hüftbreit auseinander aufstellen. Im Stehen sind beide Knie leicht gebeugt. Das Brustbein etwas anheben, die Schultern locker fallen lassen und leicht nach hinten unten ziehen. Das Becken leicht kippen und den Bauch etwas zur Wirbelsäule hin anspannen, damit kein Hohlkreuz entsteht. Der Kopf steht in Verlängerung der Wirbelsäule, sodass das Gefühl entsteht, als würde man vom Scheitelpunkt aus nach oben gezogen.

1. Kapitel - Dehnung

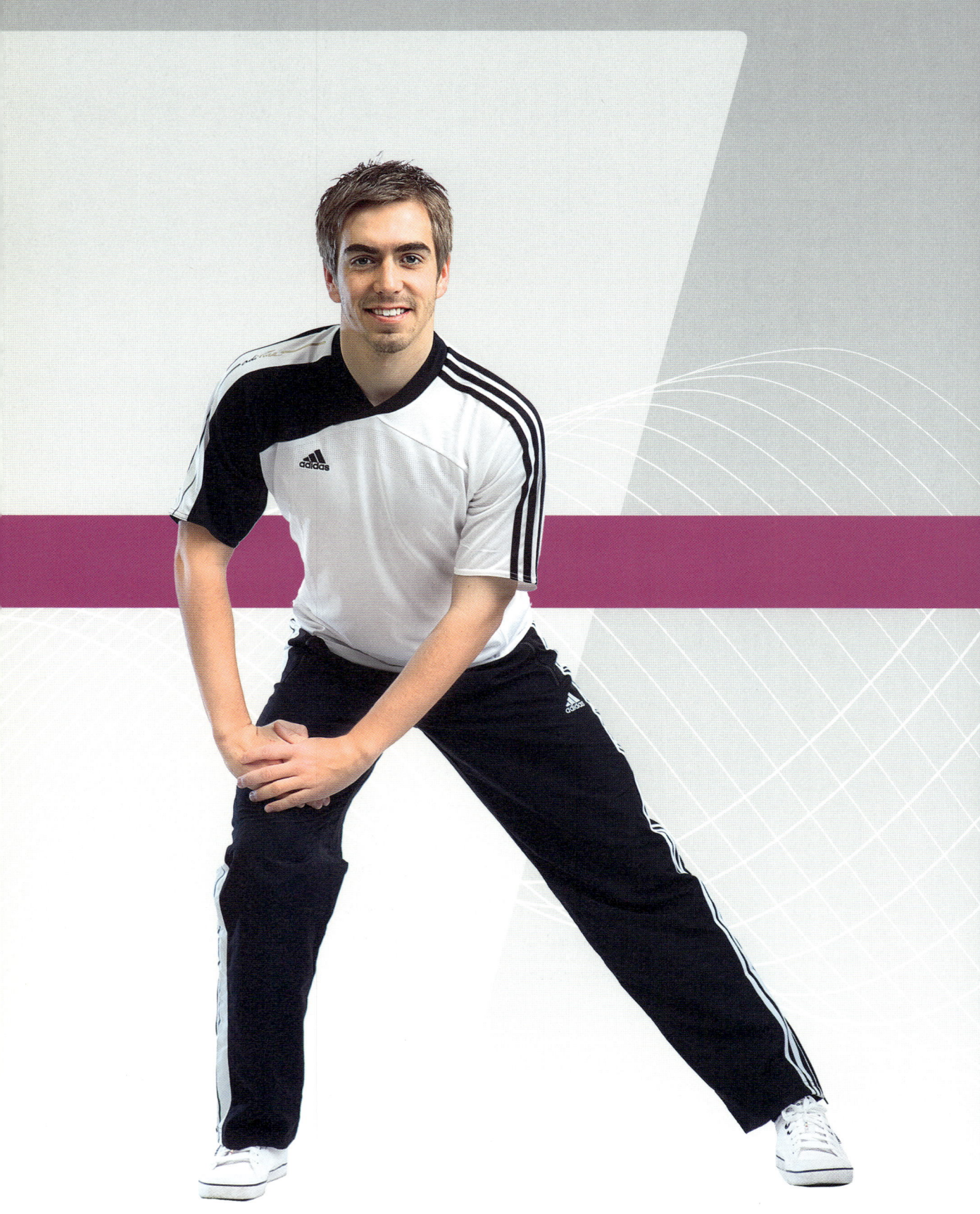

Dehnungsübungen

Dehnungsübungen tragen im Allgemeinen dazu bei, Muskulatur, die sich durch einseitige Be- und/oder Überbelastung verkürzt und verspannt hat, zu lockern und zu entspannen. So erlangt der Muskel seine physiologische Länge wieder und man fühlt sich entspannter. Außerdem wird das Verletzungsrisiko minimiert. Eine gleichmäßige und bewusste Atmung verstärkt den Dehneffekt. Der Widerstand im Gewebe lässt während der Ausatmung nach, der Muskel kann so besser nachgeben.

Dehnung der seitlichen Nackenmuskulatur

Das Problem
Zu lange am Schreibtisch oder im Auto gesessen? Spannungskopfschmerzen oder einfach total gestresst?

Die Lösung
Diese Übung hilft, den gesamten Schultergürtel sowie die seitliche Nackenmuskulatur zu dehnen und zu entspannen.

So wird's gemacht
- Aufrechte Haltung im Stehen oder im Sitzen. Der Oberkörper ist gerade, die Schultern locker fallen lassen, der Kopf ist gerade nach vorne gerichtet.
- Jetzt den Kopf langsam zu einer Seite neigen, dabei bleiben beide Schultern unten. Die Hand der zu dehnenden Seite hochklappen und bewusst nach unten wegschieben. Eventuell mit der anderen Hand vorsichtig am Kopf gegenhalten.

Pro Seite 3- bis 4-mal und die Dehnung für ca. 10 bis 15 Sekunden halten.

Sonja's Tipp
Den Kopf nicht verdrehen und das Kinn nicht vorschieben, sondern eher ein kleines Doppelkinn machen. Nicht am Kopf reißen!

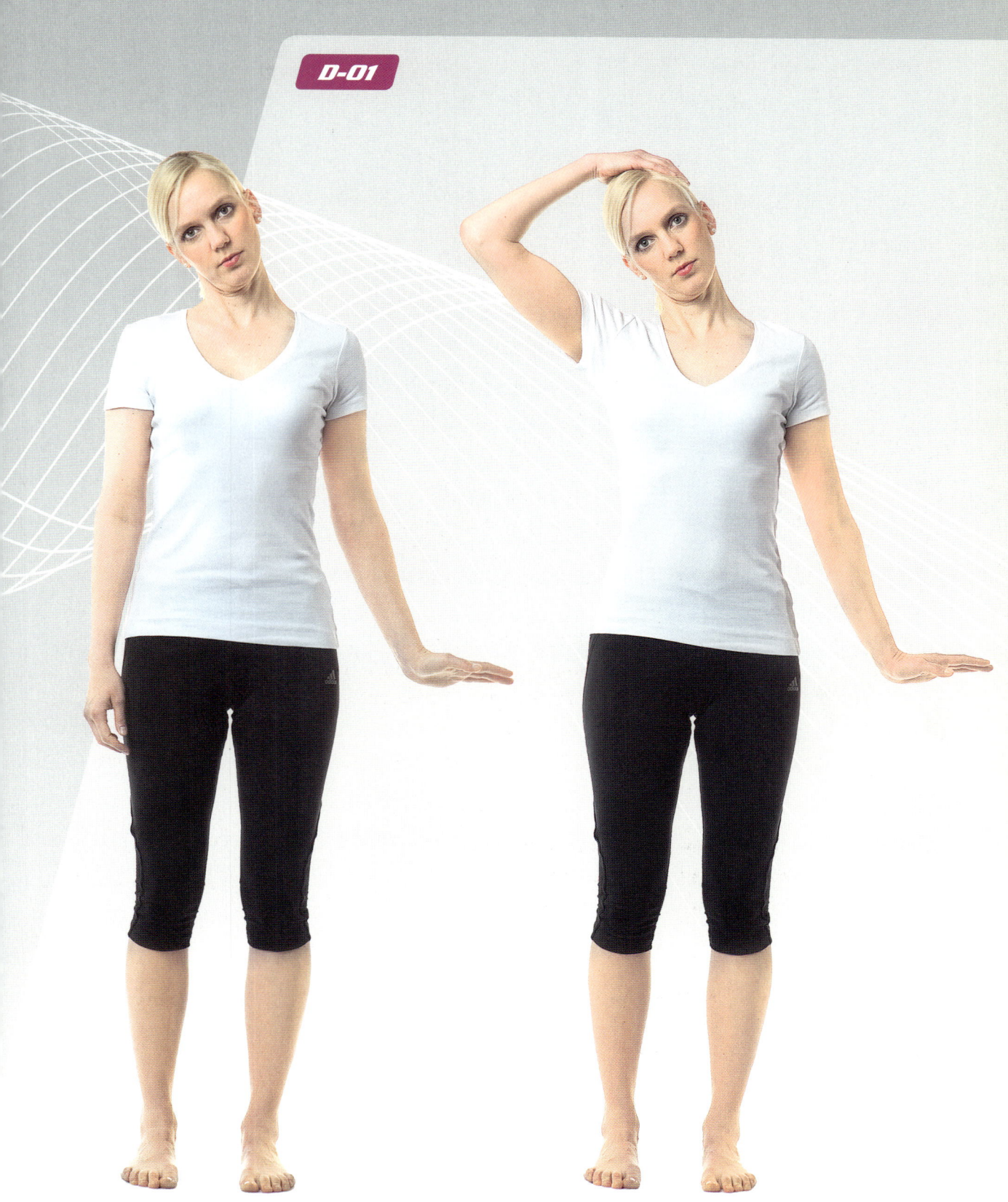

1. Kapitel - Dehnung

Dehnung des Schulterblatthebers

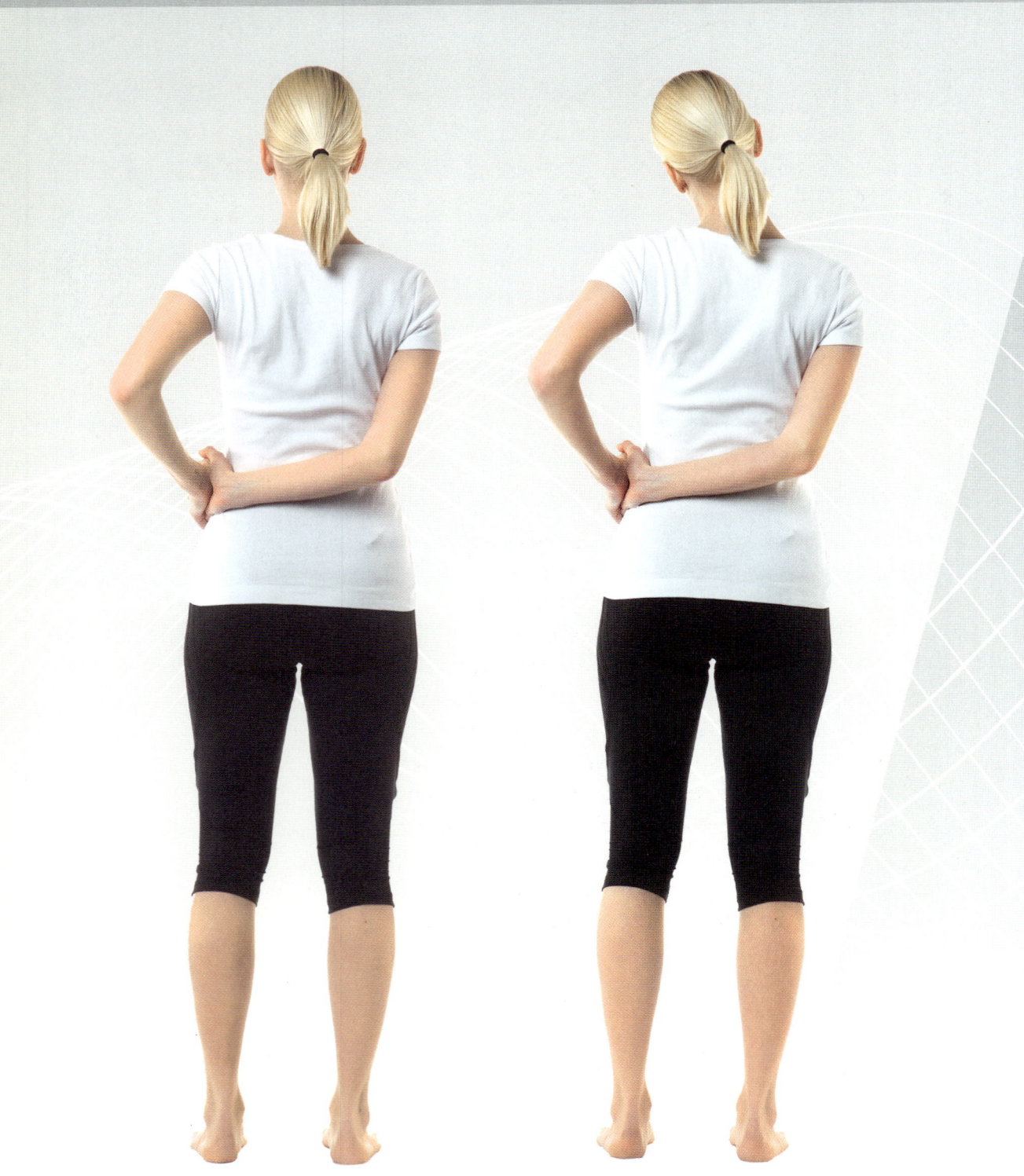

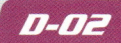

Das Problem
Wieder mit hochgezogenen Schultern durch die Gegend gelaufen und es selbst nicht gemerkt? Wieder mal das Gefühl, dass eine schwere Last auf die Schultern drückt?

Die Lösung
Diese Übung hilft, bewusst zu machen, wo die Schultern hingehören, nämlich weg von den Ohren!

So wird's gemacht
- Aufrechte Haltung im Sitzen oder im Stehen. Oberkörper und Kopf sind gerade, die Schultern locker fallen lassen und das Kinn leicht in Richtung des Kehlkopfes ziehen.
- Eine Hand hinter dem Rücken an die gegenüberliegende Taille führen und mit den Fingern der anderen Hand verschränken.
- Nun den Kopf langsam zur Seite neigen, gleichzeitig den Arm hinter dem Rücken etwas weiter an der Hüfte vorbeiziehen, bis eine Dehnung in der seitlichen Nackenmuskulatur bzw. an der oberen Schulterblattecke zu spüren ist.

3- bis 4-mal pro Seite und die Dehnung für ca. 10 bis 15 Sekunden halten.

Sonja's Tipp
Den Kopf nicht verdrehen und keine ruckartigen Bewegungen machen.

1. Kapitel - Dehnung

Dehnung der Unterarmmuskulatur

Das Problem
Den ganzen Tag auf der Tastatur getippt? Zu viel Tennis oder Golf gespielt? Schwere Einkaufstaschen geschleppt?

Die Lösung
Diese Übung dehnt die Vorder- bzw. Rückseite des Unterarmes und ist eine tolle Vorbereitung für alle Schlag- und Wurfsportarten.

So wird's gemacht
- Aufrechte Haltung im Stehen oder im Sitzen.
- Für die **Unterarminnenseite** den zu dehnenden Arm gerade nach vorne strecken. Mit der anderen Hand in die Handfläche greifen und diese nach unten wegklappen, bis die Dehnung auf der Innenseite des Unterarmes zu spüren ist.
- Für die **Unterarmrückseite** den Handgelenksrücken greifen und diesen wie zuvor beschrieben nach unten wegklappen. Die Dehnung ist nun auf der Rückseite des Unterarmes zu spüren.

Pro Seite 3- bis 4-mal und die Dehnung ca. 15 bis 20 Sekunden halten.

Sonja's Tipp
Den Ellenbogen des zu dehnenden Armes strecken. Wer zur Überstreckung neigt, behält eine Mikrobeuge bei. Immer in die Handfläche bzw. am Handrücken und nicht an den Fingern greifen. Die Schultern nicht hochziehen!

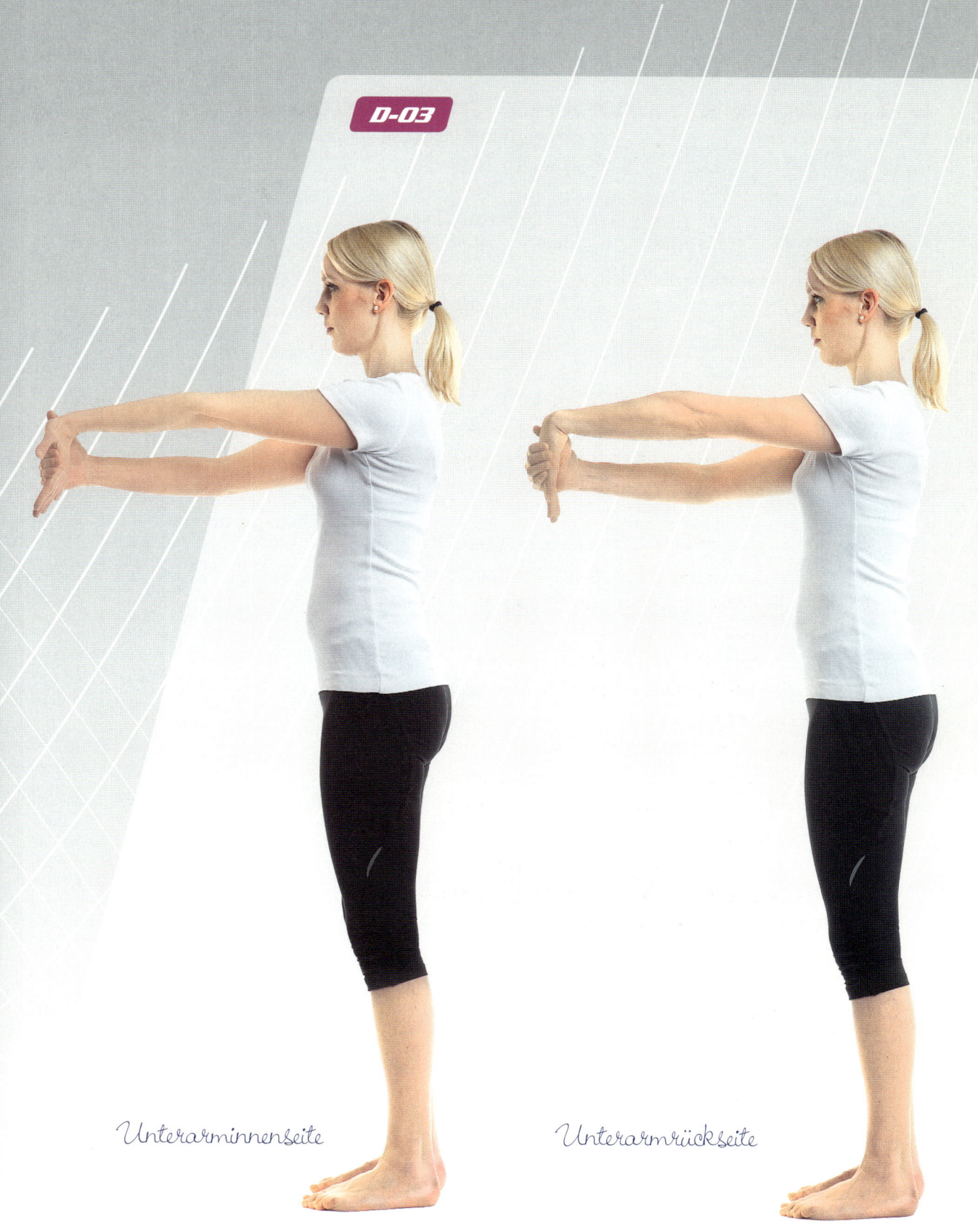

Dehnung der vorderen Brustmuskulatur

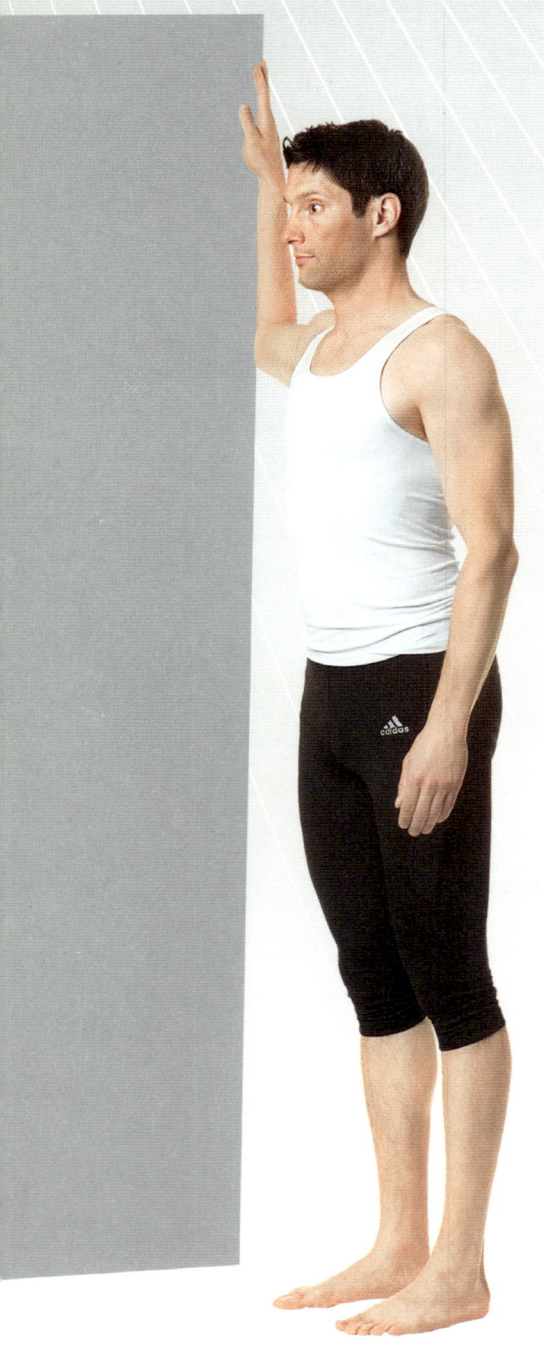
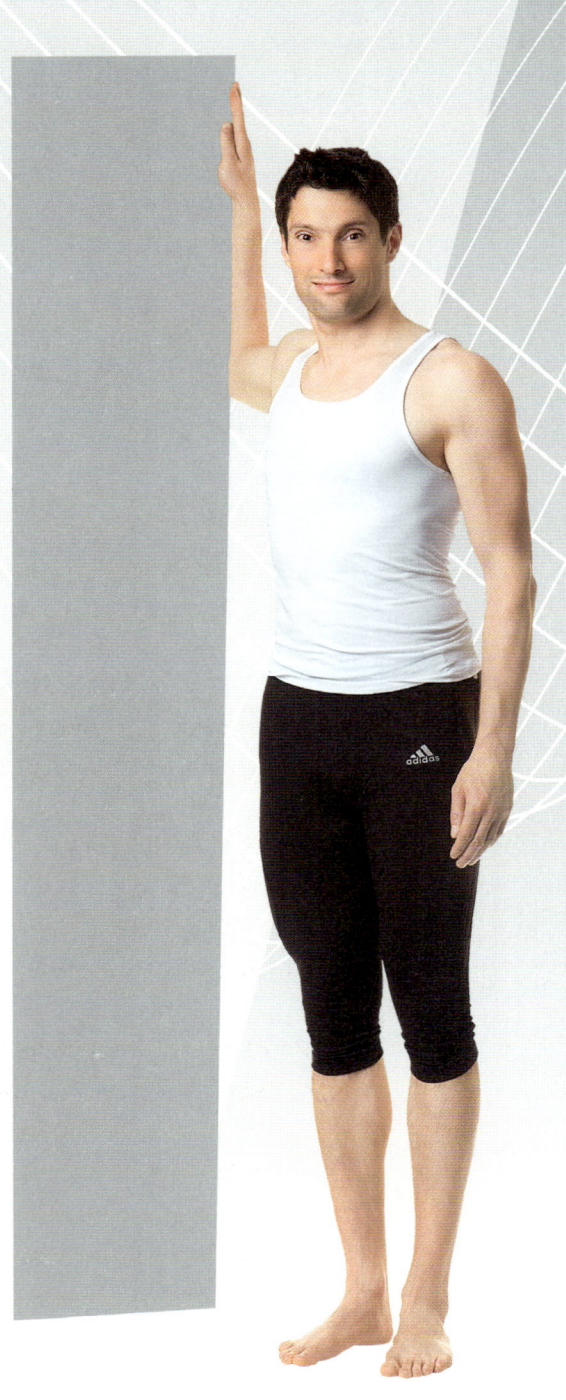

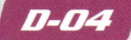

Das Problem

Den ganzen Tag gebeugt am Schreibtisch gesessen? Zu viele Liegestütze gemacht oder Gewichte gestemmt? Fühlt sich der Brustkorb eng an und fällt das Atmen schwer?

Die Lösung

Diese Übung dehnt den großen Brustmuskel und entlastet das Brustbein.

So wird's gemacht

- Aufrechte Haltung im Stehen oder im Sitzen an einer Wand oder im Türrahmen. Den Ellenbogen und den Unterarm des zu dehnenden Armes seitlich an der Wand anlegen. Die Schultern locker fallen lassen, der Kopf ist gerade nach vorne gerichtet.
- Jetzt mit dem gesamten Körper langsam von der Wand bzw. dem Arm wegdrehen, bis die Dehnung im vorderen Brust- und Schulterbereich zu spüren ist.

Nichts gespürt?

Der Ellenbogen und der Unterarm können auf Höhe der Schulter oder höher sein. So werden unterschiedliche Muskelanteile gedehnt.

Pro Seite 3-mal und die Dehnung für ca. 20 Sekunden halten.

Sonja's Tipp

Wie immer – Schultern nicht hochziehen! Intensiver wird die Dehnung, wenn beide Seiten gleichzeitig gedehnt werden (siehe Übung D-05).

Dehnung der Brustmuskulatur im Türrahmen

Variante zu D-04

Diese Übung ist eine etwas intensivere Variante der vorangegangenen Übung. Sie eignet sich gut während eines Plausches mit dem Kollegen, in dessen Büro man gerade kurz reinschaut.

So wird's gemacht

- Schrittstellung in einem Türrahmen einnehmen. Beide Unterarme liegen links und rechts am Türrahmen auf. Dabei sind die Ellenbogen etwa auf Schulterhöhe, Oberkörper und Kopf sind gerade.
- Den gesamten Körper nun so weit gerade nach vorne schieben, bis die Dehnung im vorderen Bereich der Schulter- und Brustmuskulatur zu spüren ist.

3- bis 4-mal und die Dehnung für ca. 20 Sekunden halten.

Sonja's Tipp

Den Bauch fest zur Wirbelsäule hin anspannen, um ein Hohlkreuz zu vermeiden.
Die Arme können mal höher, mal tiefer am Türrahmen angelegt werden, um so unterschiedliche Anteile der Brustmuskulatur zu erreichen.

Einfach Besser Bewegen

D-05

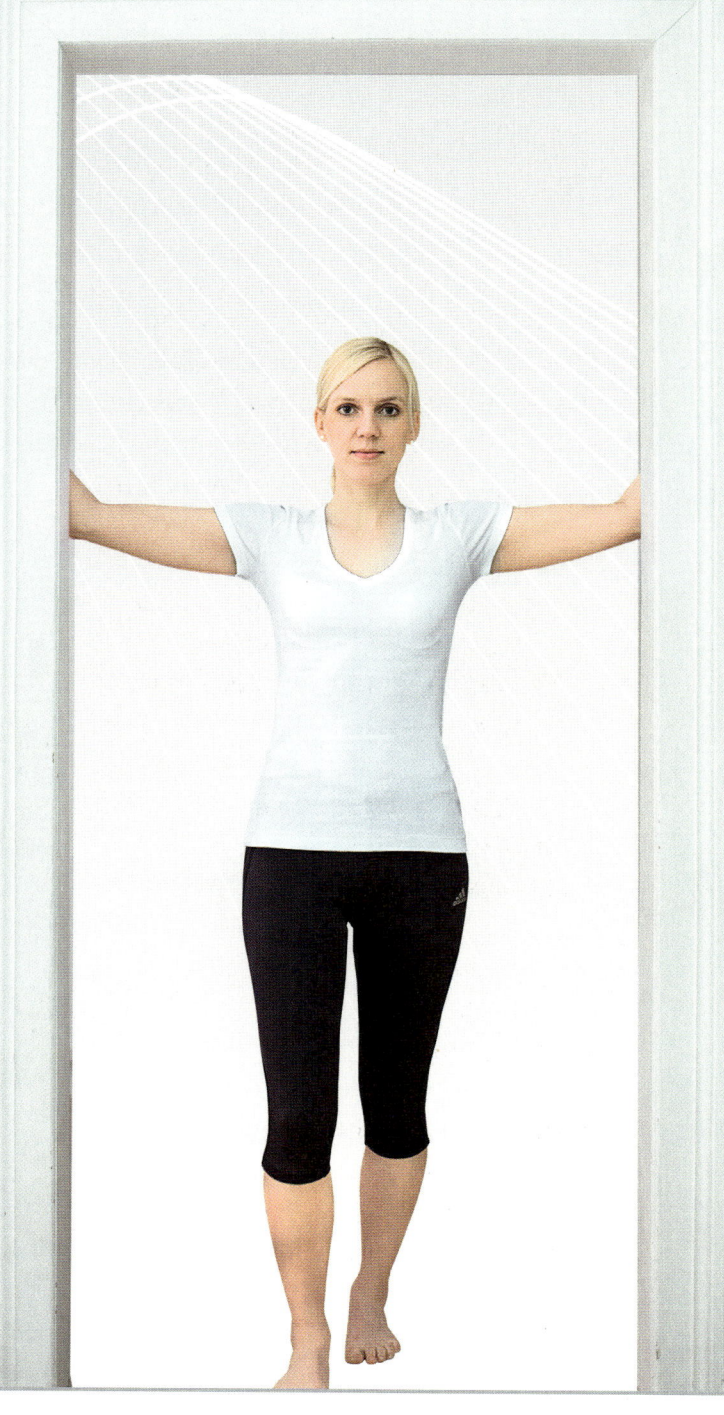

1. Kapitel - Dehnung

Dehnung der vorderen und hinteren

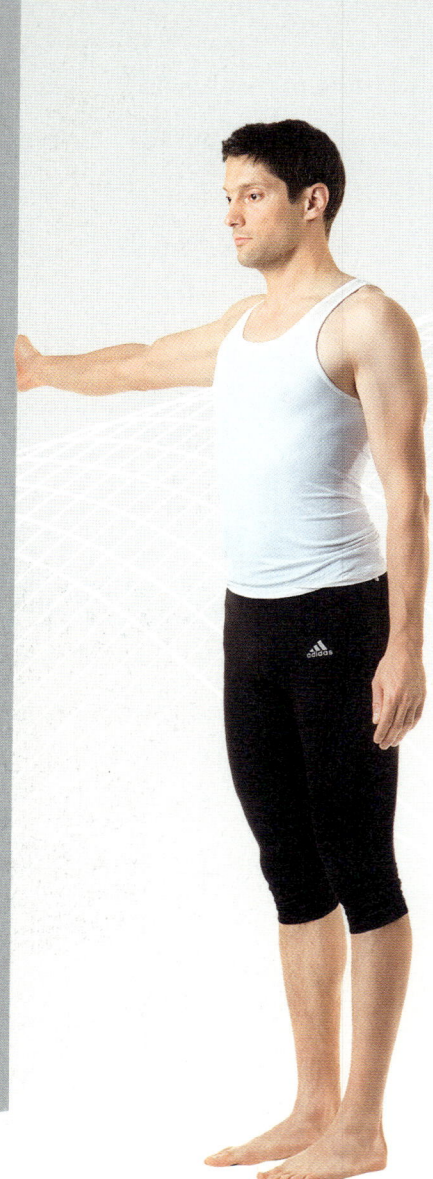

Das Problem
Die ersten Golfschwünge fühlen sich etwas steif und ungelenk an? Beim Tennisaufschlag fehlt die Power?

Die Lösung
Diese Übung ist eine tolle Vorbereitung für alle Schlag- und Wurfsportarten.

So wird's gemacht
- Aufrechte Haltung im Stehen vor einem Türrahmen. Die Handfläche des zu dehnenden Armes auf Schulterhöhe am Türrahmen anlegen. Der Arm ist gestreckt. Die Schultern locker fallen lassen, der Kopf ist gerade nach vorne gerichtet.
- Für die Dehnung der **vorderen** Schultermuskulatur langsam mit dem gesamten Körper vom gestreckten Arm wegdrehen, bis die Dehnung im Bereich der vorderen Schulter- und Brustmuskulatur zu spüren ist. Der Ellenbogen bleibt dabei gestreckt und die Schulter unten.
- Für die Dehnung der **hinteren** Schultermuskulatur zum gestreckten Arm hin drehen, bis die Dehnung im Bereich der hinteren Schulter bzw. des Schulterblattes zu spüren ist.

Pro Seite 3-mal und die Dehnung für ca. 20 Sekunden halten.

Achtung!
Bei Schulterinstabilitäten oder einer Überbeweglichkeit im Schultergelenk ist diese Übung nicht oder nur sehr vorsichtig dosiert auszuführen!

Sonja's Tipp
Das Schulterblatt immer wieder ganz bewusst nach unten ziehen!

Schultermuskulatur

D-06

Einfach Besser Bewegen

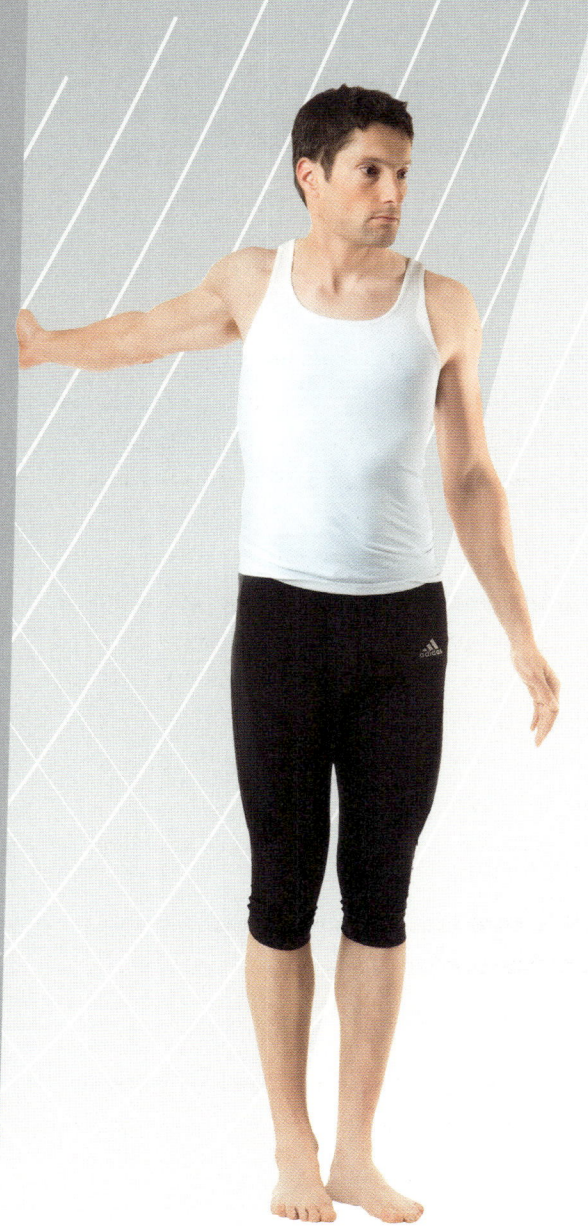

vordere Schultermuskulatur

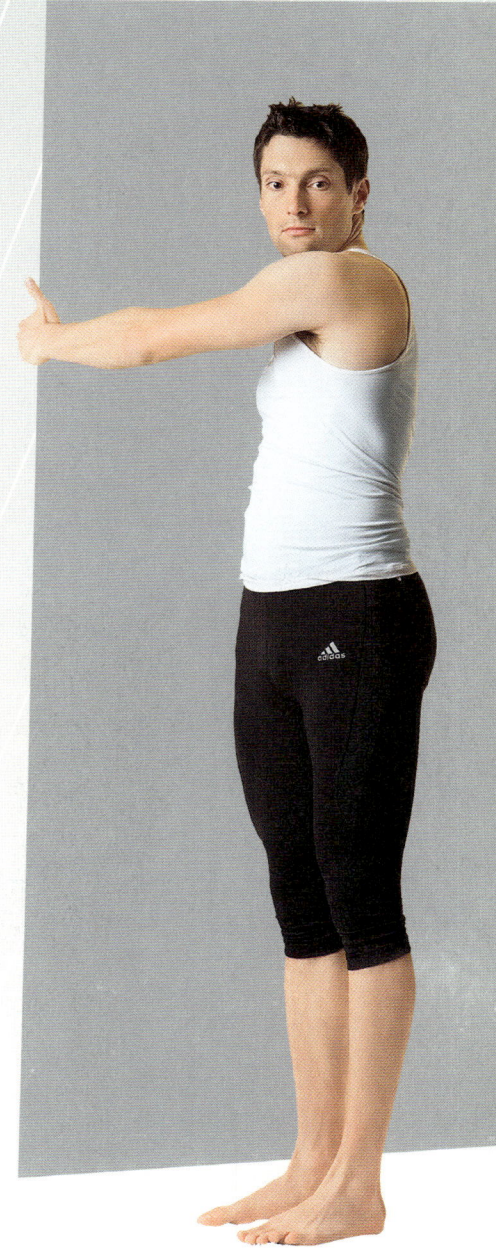

hintere Schultermuskulatur

Dehnung der vorderen Schultermuskulatur

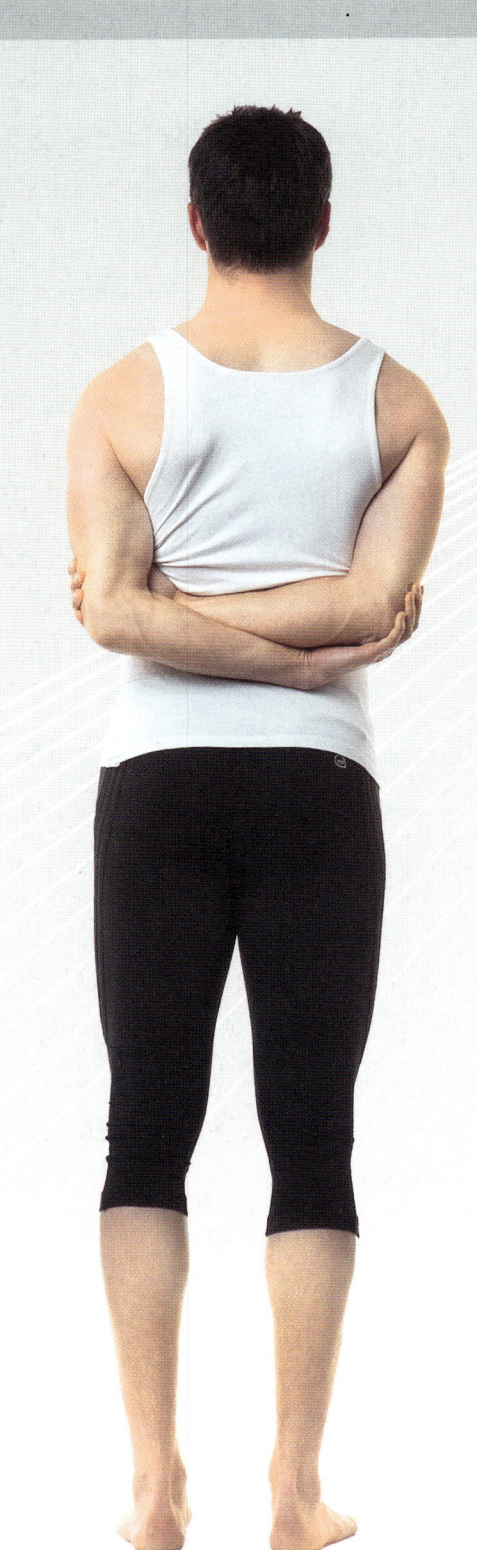

D-07

Variante zu D-06 (vordere Schultermuskulatur)

Diese Übung kann im Stehen oder auch hervorragend sitzend am Schreibtisch ausgeführt werden. Sie dehnt die vordere Schulter- und Brustmuskulatur und holt uns aus unserer alltäglichen Belastungshaltung heraus, bei der die Schultern nach vorne hängen.

So wird's gemacht

Aufrechte Haltung im Stehen oder im Sitzen. Jetzt mit beiden Händen hinter dem Rücken den jeweils anderen Oberarm umgreifen. Das Brustbein anheben und beide Schulterblätter bewusst zusammenziehen.

Ca. 30 Sekunden halten, dann umgreifen.

Sonja's Tipp

Aufpassen, dass kein Hohlkreuz entsteht, d. h. den Bauch wieder fest zur Wirbelsäule hin anspannen.

Dehnung der hinteren Schultermuskulatur

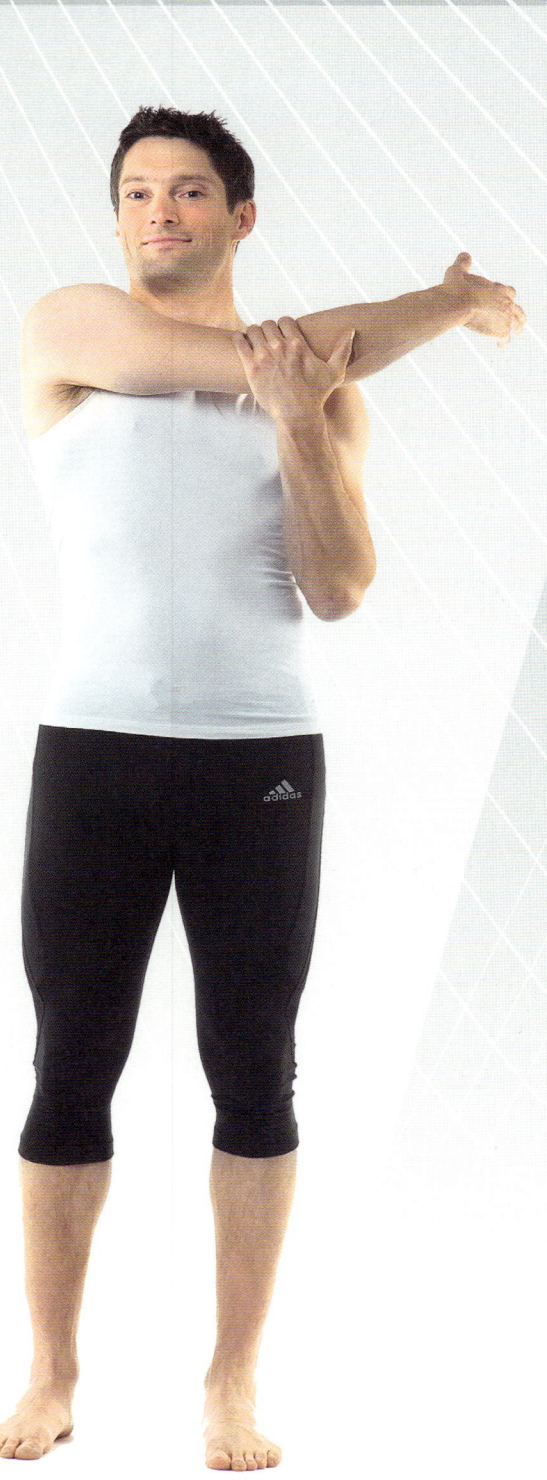

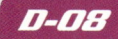

Variante zu D-06 (hintere Schultermuskulatur)

Wie alle Dehnungsübungen der Schulter- und Armmuskulatur eignet sich auch diese hervorragend als Vorbereitung für alle Wurf- und Schlagsportarten.

So wird's gemacht

Aufrechte Haltung im Stehen oder im Sitzen. Den zu dehnenden Arm ausstrecken und mit dem anderen Arm von unten kommend oberhalb des Ellenbogen umfassen. Dann den Arm gestreckt vor den Körper ziehen.

Pro Seite 3- bis 4-mal und die Dehnung für ca. 20 Sekunden halten.

Sonja's Tipp

Die Schultern locker fallen lassen und den Oberkörper nicht mitdrehen.

D-09 Dehnung der Muskulatur zwischen den

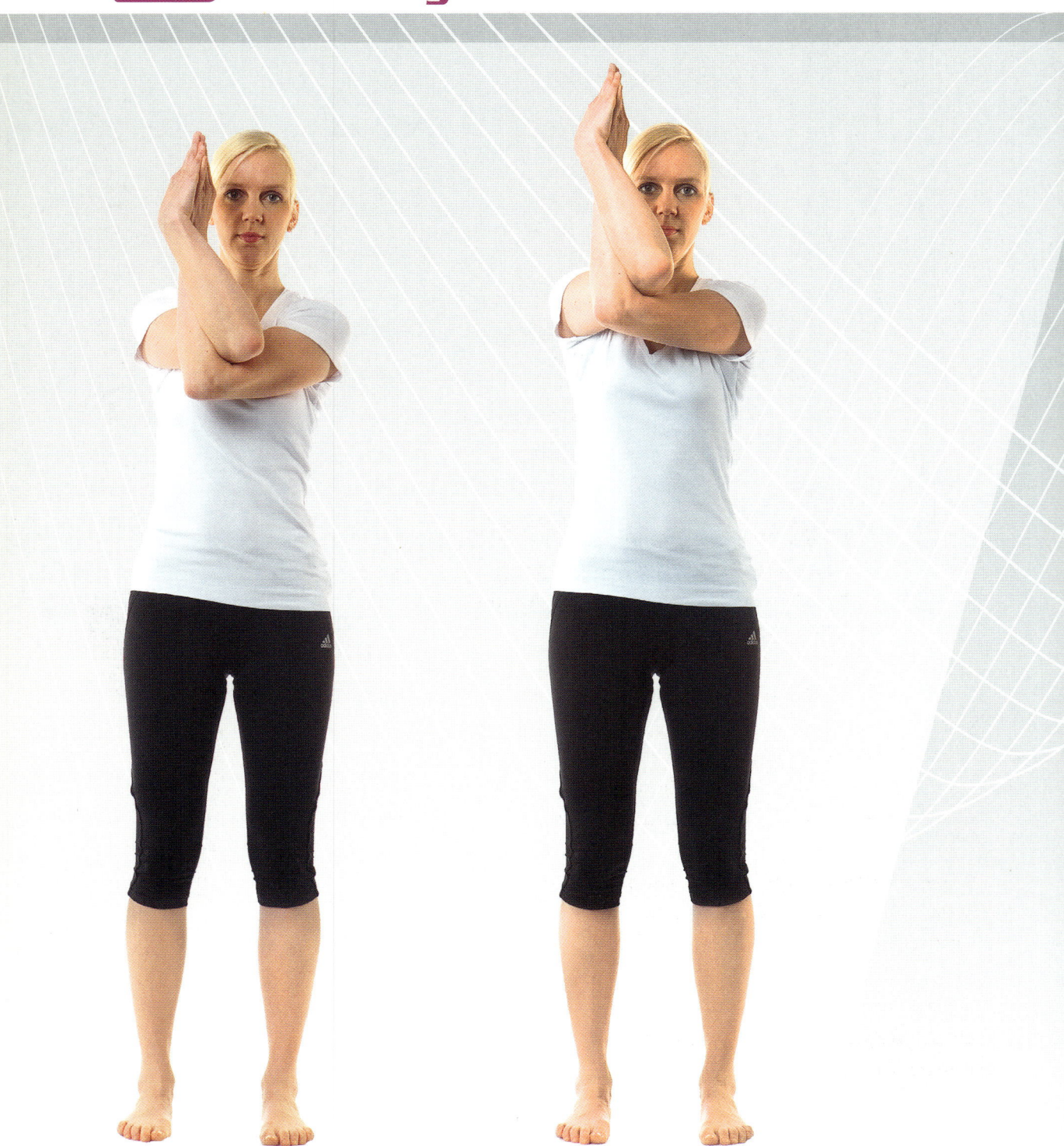

Schulterblättern

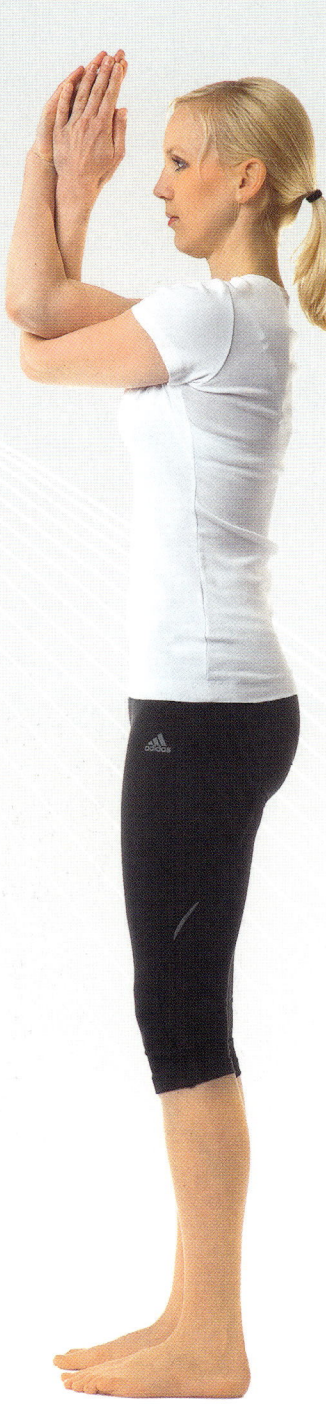

Das Problem
Manchmal piekst es zwischen den Schulterblättern und irgendetwas fühlt sich verspannt an?

Die Lösung
Diese Übung erfordert zugegebenermaßen etwas Geschicklichkeit, aber die Mühe lohnt sich – einfach ausprobieren und die Wirkung selbst spüren!

So wird's gemacht
- Aufrechte Haltung im Stehen oder im Sitzen. Die Arme in den Ellenbogen 90° beugen und vor dem Körper anheben, sodass die Unterarme senkrecht nach oben zeigen. Dann die Unterarme so umeinander wickeln, dass sich möglichst beide Handflächen berühren.
- Jetzt beide Arme langsam nach oben führen. Gleichzeitig die Schultern jedoch aktiv nach unten ziehen, bis die Dehnung an der Innenseite des Schulterblattes zu spüren ist.

Pro Seite 2- bis 3-mal und die Dehnung für ca. 20 Sekunden halten.

Sonja's Tipp
Vom Scheitelpunkt aus lang nach oben ziehen und immer ein freundliches Gesicht machen!

1. Kapitel - Dehnung

Dehnung der hinteren Oberarmmuskulatur

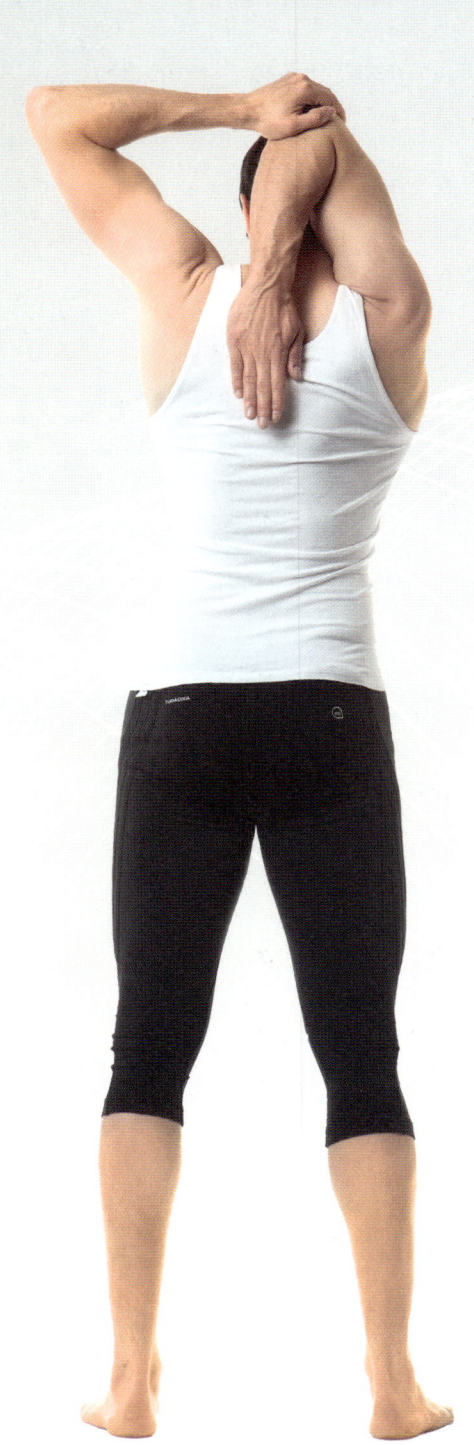
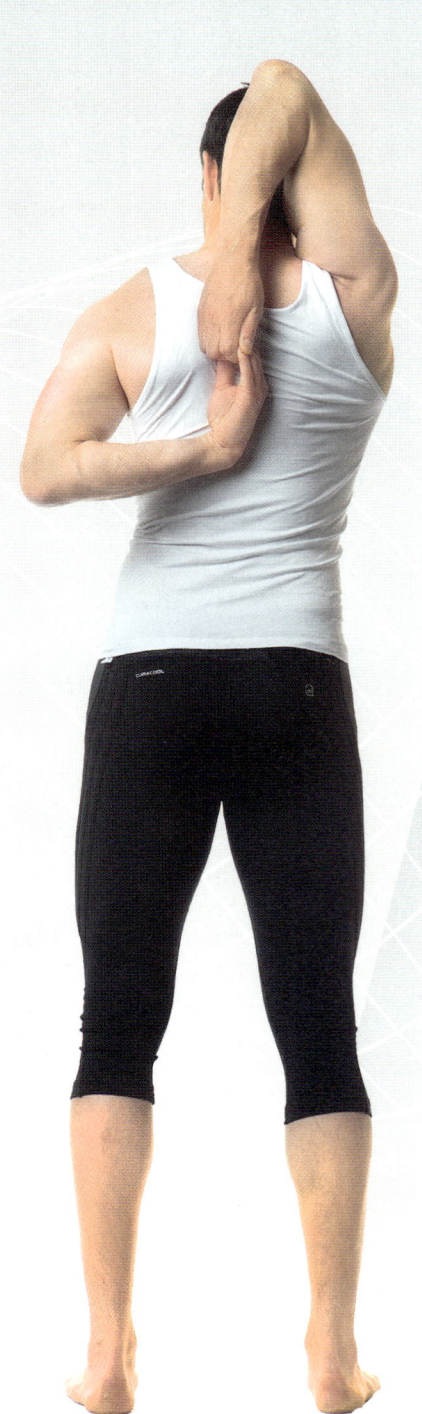

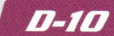

Ein Muss ...

... vor dem ersten Schlag mit dem Golf – oder Tennisschläger, genauso wie vor allen Wurfsportarten!

So wird's gemacht

Aufrechte Haltung im Stehen oder im Sitzen.

Für Einsteiger

Den Ellenbogen des zu dehnenden Arms mit der anderen Hand umgreifen und diesen hinter dem Kopf nach unten ziehen. Dabei die Schultern bewusst nach unten ziehen.

Dehnung für ca. 15 bis 20 Sekunden halten, 3-mal pro Seite.

Für Geübte

Beide Hände hinter dem Rücken zusammenführen und greifen. Die eine Hand kommt von oben, die andere von unten.

Dehnung für ca. 30 Sekunden halten, dann umgreifen.

Sonja's Tipp

Bei dieser Übung neigt man gerne dazu, ein Hohlkreuz zu machen. Daher den Bauch fest zur Wirbelsäule hin anspannen und den Kopf gerade lassen. Bei der Variante für Geübte gelingt es meist auf der einen Seite viel leichter, die Hände zu greifen. Anfangs kann man sich auch gerne einen Gurt oder ein Handtuch zur Hilfe nehmen.

Achtung!

Insbesondere die Übung für Geübte ist für beide Schultergelenke sehr intensiv. Sie sollte daher sehr vorsichtig und behutsam ausgeführt werden.

Dehnung der Brustwirbelsäule und der

D-11

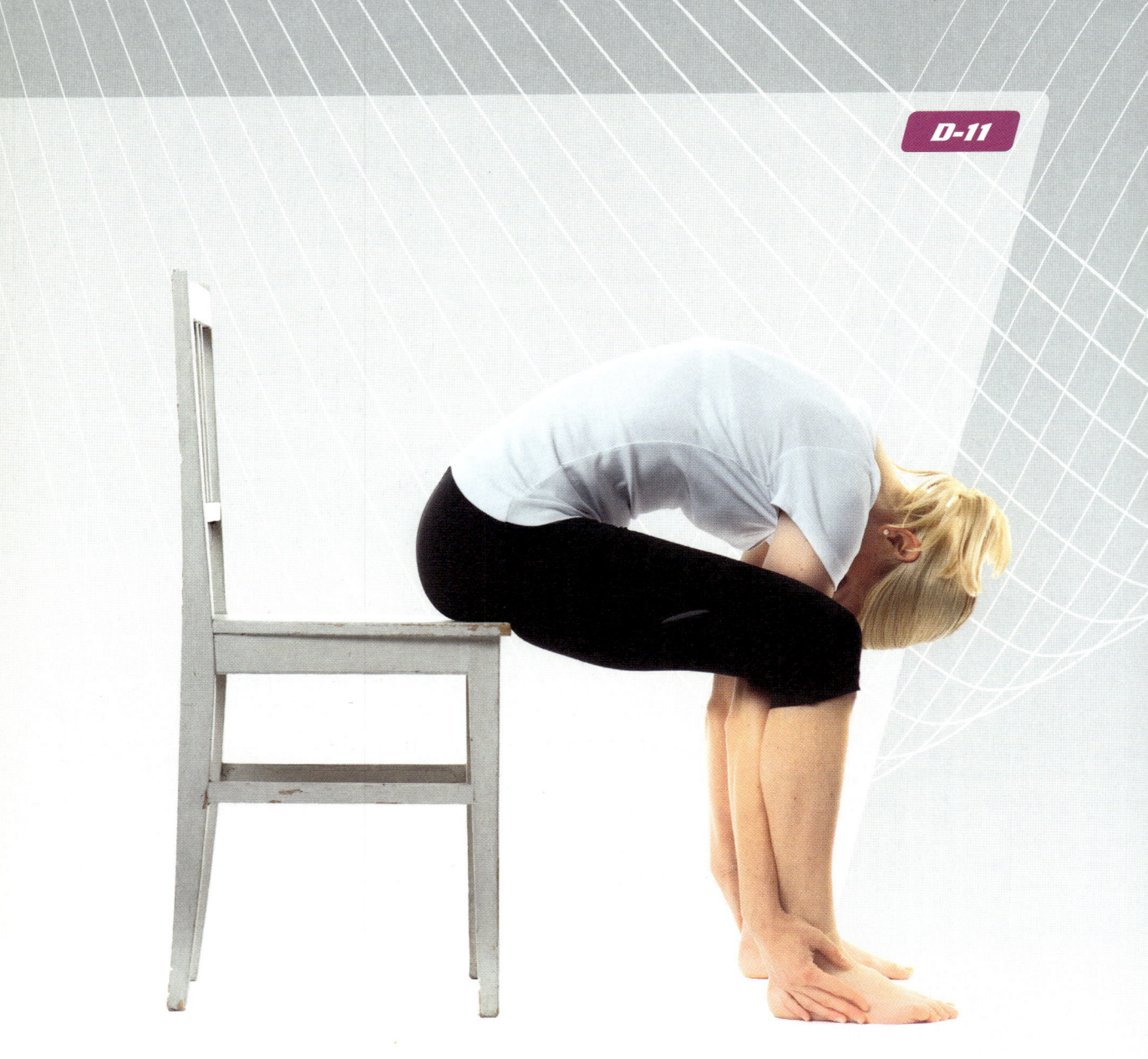

Muskulatur zwischen den Schulterblättern

Die Ausnahme!

Hier ist erlaubt, was sonst nicht erlaubt ist: Man darf sich rund machen! Diese Übung ist super für alle Schreibtischtäter und Bürostuhlhocker.

So wird's gemacht

- Im Sitzen auf einem Stuhl, einer Bank oder einem Hocker. Die Beine sind etwas breiter als hüftbreit geöffnet, sodass der Oberkörper gleich Platz zwischen ihnen hat. Die Füße stehen parallel, d. h. die großen Zehen zeigen gerade nach vorne.
- Den Oberkörper nach vorne neigen und mit beiden Händen von innen kommend an den Außenseiten der Knöchel festhalten. Den Kopf ganz locker hängen lassen.
- Jetzt mit dem Rücken nach oben hin wegdrücken, während sich beide Hände an den Knöcheln festhalten.

Für 3 bis 4 tiefe Atemzüge in der Dehnung bleiben, dann langsam wieder nach oben aufrollen. 3- bis 4-mal hintereinander.

Sonja's Tipp

Falls sich die Nackenmuskulatur bei dieser Übung verspannen sollten, den Kopf immer mal wieder locker hin- und herbewegen.

Dehnung der Brustwirbelsäule

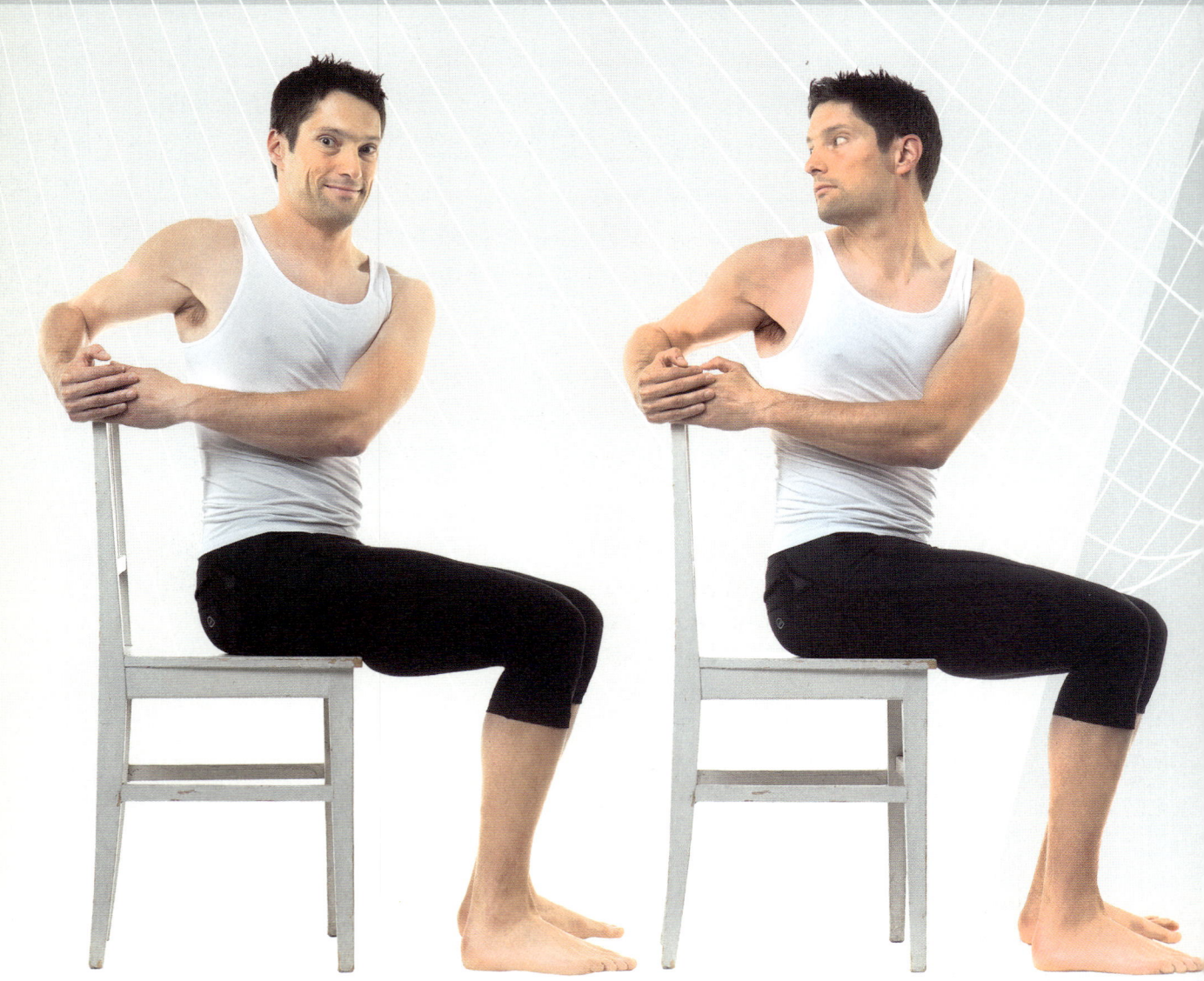

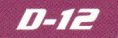

Das Problem

Den ganzen Tag starr am Schreibtisch, in einer Konferenz, im Auto oder Flugzeug gesessen? Ein Gefühl, als ob es zwischen den Schulterblättern knacken müsste?

Die Lösung

Mit dieser Übung kann man sich selbst auf sanfte Art kleine Blockierungen im Bereich der Brustwirbelsäule lösen.

So wird's gemacht

- Aufrechte Haltung im Sitzen auf einem Stuhl mit Rückenlehne. Der Oberkörper ist aufrecht, beide Füße stehen fest am Boden. Beide Hände greifen die Stuhllehne auf einer Seite.
- Jetzt mithilfe der Hände den Oberkörper langsam und so weit wie möglich in Richtung Stuhllehne drehen. Dabei jedoch aufrecht bleiben und sich vorstellen, dass jemand am Scheitel nach oben zieht.

Pro Seite etwa 15 bis 20 Sekunden halten und bei jedem Ausatmen versuchen, den Oberkörper noch etwas weiter zu drehen.

Nichts gespürt?

Zusätzlich den Kopf mitdrehen und versuchen, so weit es geht über die Schulter nach hinten zu schauen.

Sonja's Tipp

Beide Füße bleiben fest verankert am Boden stehen, sodass sich das Becken nicht mitdreht. Die Schultern locker fallen lassen und dann ganz bewusste und gleichmäßige Atemzüge ausführen.

1. Kapitel - Dehnung

Dehnung der unteren Lendenwirbelsäule

D-13

Das Problem
Immer wieder Schmerzen im unteren Rücken? Man hat das Gefühl, als würde der untere Rücken fast „durchbrechen"? Man hat's mal wieder „im Kreuz"?

Die Lösung
Diese Übung entlastet und nimmt wunderbar den Druck von der Lendenwirbelsäule.

So wird's gemacht
- Auf den Rücken legen und beide Beine aufstellen. Die Füße und Knie eng zusammenhalten. Die Arme liegen neben dem Körper, der Kopf ist gerade.
- Jetzt beide Knie mit den Händen umfassen und eng zum Körper ziehen. Mit beiden Knien leicht nach oben drücken, während die Hände dagegenhalten.

Die Spannung ca. 5 Sekunden halten, danach 5 Sekunden locker lassen. Nun versuchen, die Knie noch etwas weiter zum Körper heranzuziehen.

Sonja's Tipp
Eventuell ein kleines Kissen unter den Kopf legen, damit der Nacken nicht überstreckt wird.

Achtung!
Bei bekanntem Bandscheibenvorfall diese Übung bitte vorher mit einem Arzt oder Therapeuten besprechen.

Einfach Besser Bewegen

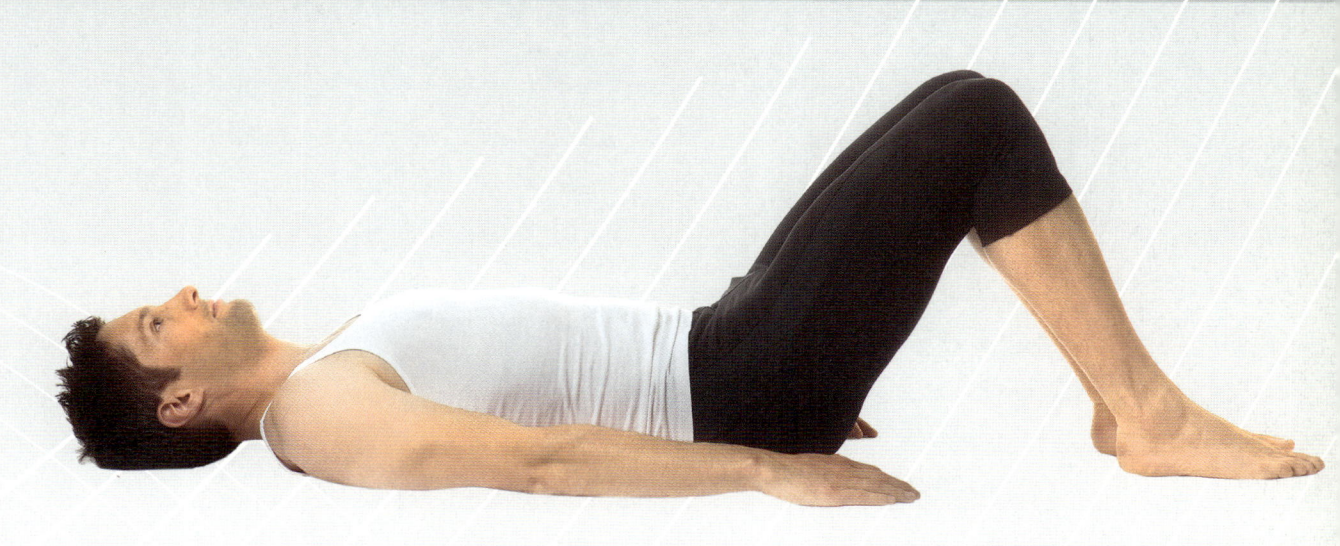

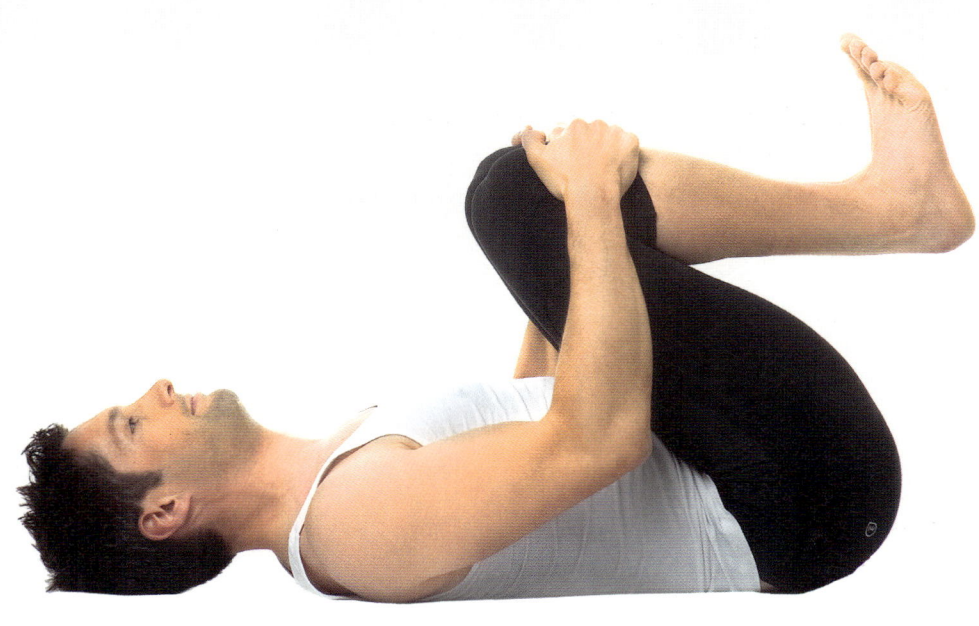

45

Dehnung der unteren Lendenwirbelsäule

D-14

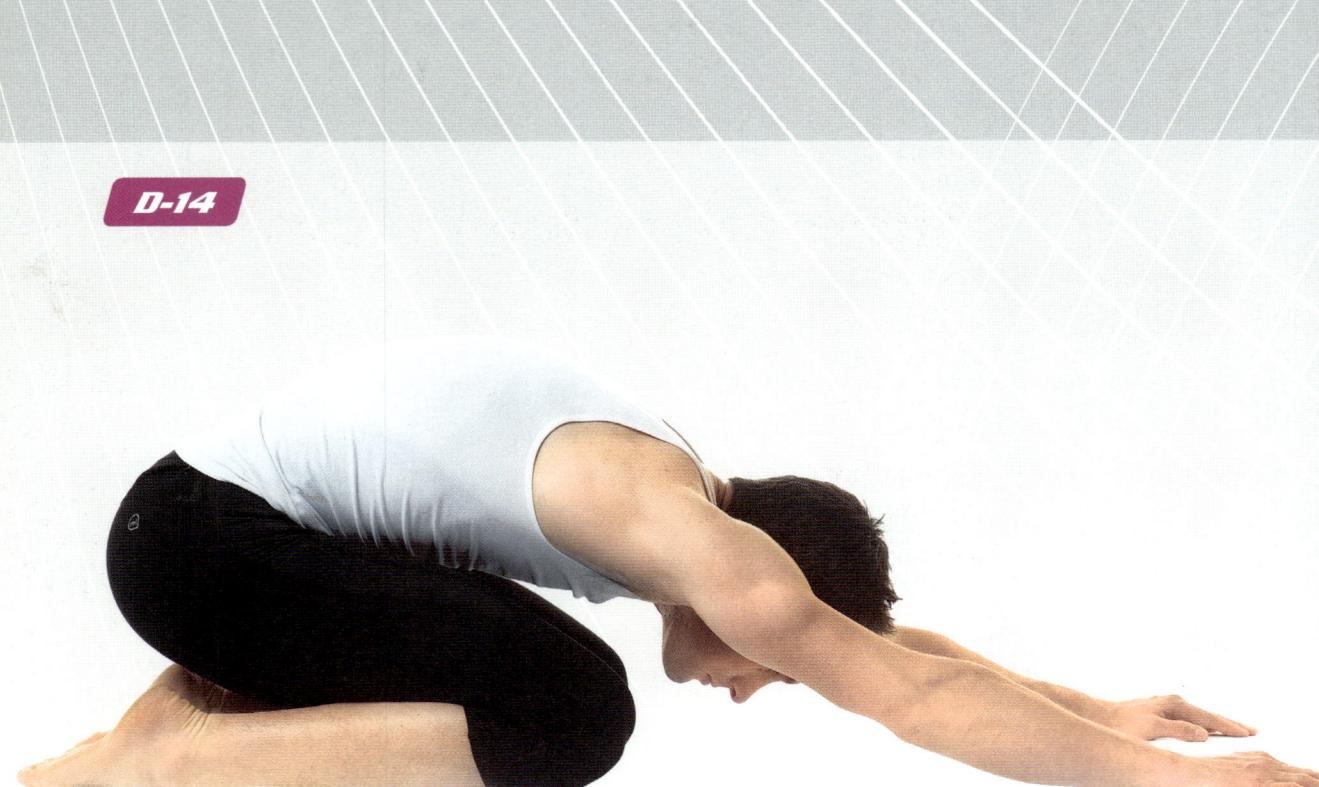

Variante zu D-13

Auch diese Übung ist eine tolle Entlastung für den unteren Rücken.

So wird's gemacht

- Fersensitz, Knie und Füße sind dabei etwa hüftbreit auseinander. Die Arme etwas weiter als schulterbreit nach vorne ausstrecken.
- Den Po nach hinten in Richtung der Fersen schieben, während die Arme lang nach vorne ziehen. Den Kopf und den Brustkorb locker nach unten hängen lassen. Eventuell kann die Stirn auf dem Boden abgelegt werden.

Ca. 5 Atemzüge in dieser Position bleiben, dann langsam wieder nach oben kommen.

Sonja's Tipp

Nach Operationen oder bei Schmerzen im Kniegelenk kann ein Kissen oder ein zusammengerolltes Handtuch zwischen Fersen und Oberschenkel geklemmt werden.

1. Kapitel - Dehnung

D-15 Dehnung und Mobilisierung der unteren

Das Problem
Der untere Rücken fühlt sich oft steif und unbeweglich an? Irgendwie „blockiert"?

Die Lösung
Bei dieser Übung lösen sich oft kleine Blockaden in der unteren Lendenwirbelsäule und/oder im Kreuz-Darmbein-Gelenk. Dies macht sich nicht selten durch ein lautes, aber nicht gefährliches Knacken bemerkbar. Nach dieser Übung verspürt man meist eine deutliche Erleichterung.

So wird's gemacht
• Auf den Rücken legen und die Beine anstellen, Knie und Füße sind eng zusammen. Die Arme seitlich auf Schulterhöhe ausbreiten, sodass beide Schulterblätter am Boden liegen und die Handflächen nach oben zeigen.

• Jetzt beide Knie langsam zu einer Seite absinken lassen, dabei bleiben die Knie eng zusammen und die Schulterblätter heben sich nicht vom Boden ab. Der Kopf bleibt gerade oder kann vorsichtig zur Gegenseite gedreht werden.

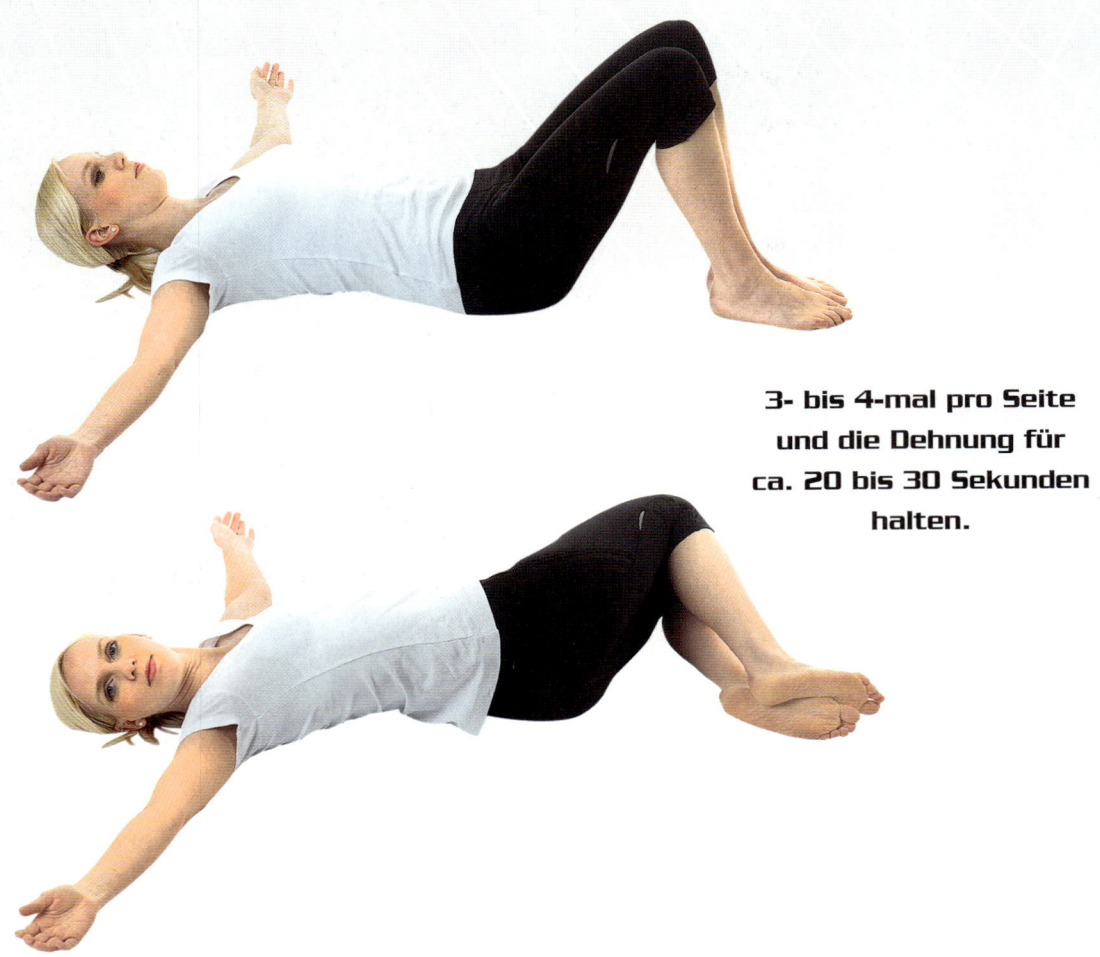

3- bis 4-mal pro Seite und die Dehnung für ca. 20 bis 30 Sekunden halten.

Lendenwirbelsäule aus der Rückenlage

Nichts gespürt?
Um die Dehnung zu verstärken, ein Bein ausstrecken, den „Gegenarm" wie oben seitlich am Boden ablegen. Mit dem anderen Arm das gegenüberliegende, gebeugte Bein an der Außenseite des Knies greifen und über das gestreckte Bein in Richtung Boden ziehen. Auch hier bleiben möglichst beide Schulterblätter am Boden liegen.

Sonja's Tipp
Diese Übung lässt sich hervorragend direkt nach dem Aufwachen ausführen. Gerade wer sich morgens oft steif und ungelenk fühlt, bringt so etwas Beweglichkeit in die Wirbelsäule und startet dynamisch in den Tag!

Achtung!
Diese Übung nicht bei Bandscheibenvorfällen im Bereich der unteren Lendenwirbelsäule ausführen.

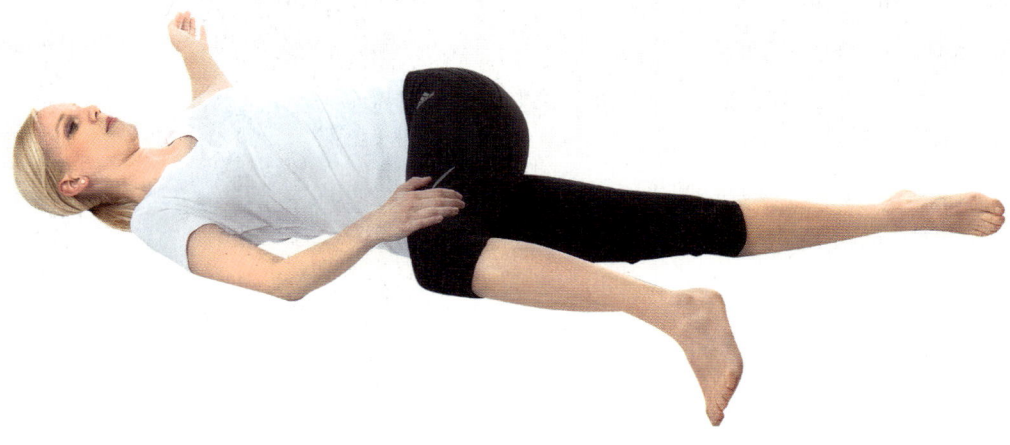

Dehnung der seitlichen Rumpfmuskulatur

D-16

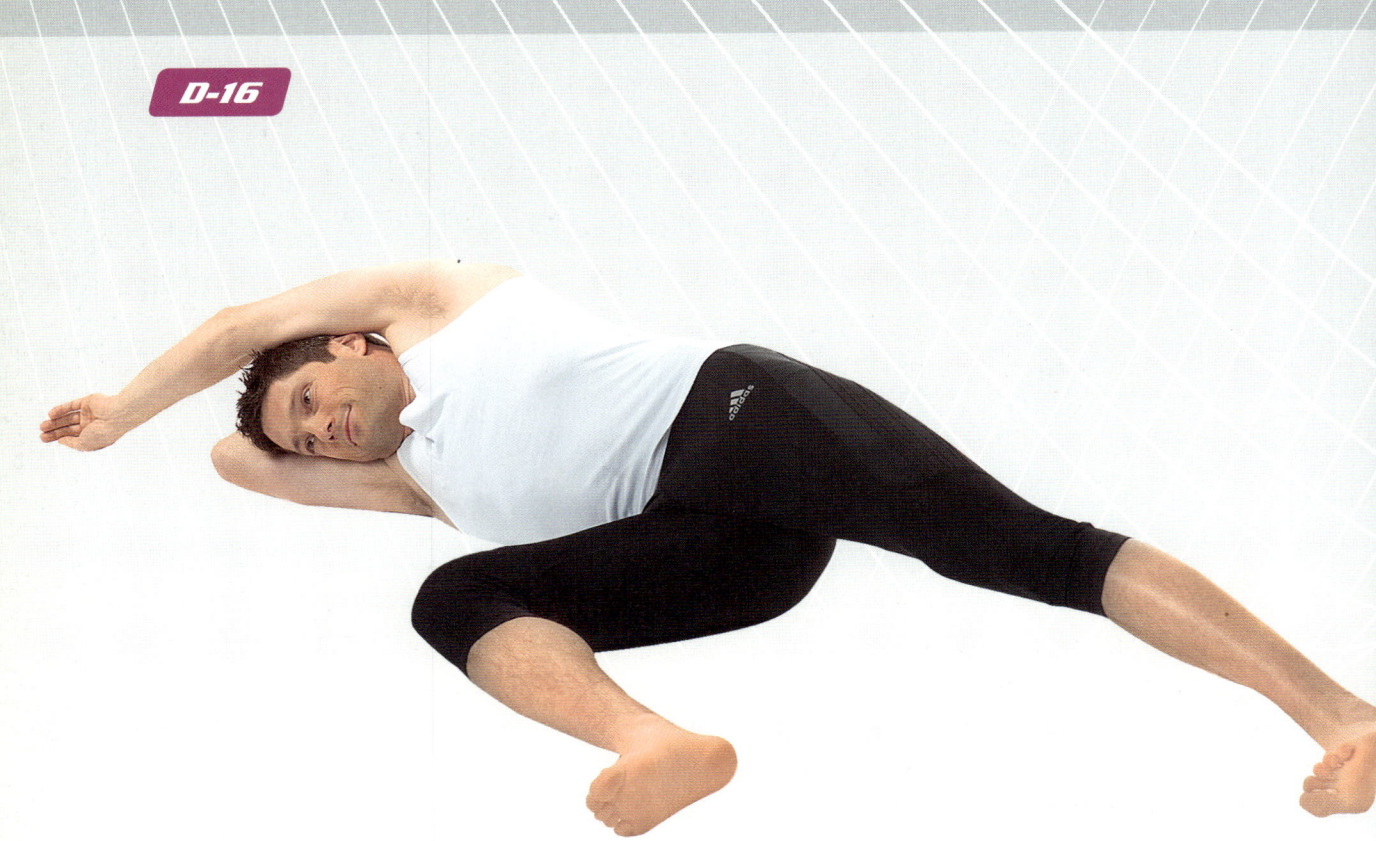

Das Problem

Im Laufe des Tages hat man das Gefühl, immer kleiner zu werden und in sich zusammen zu sinken. Schwere Koffer oder Einkaufstaschen geschleppt? Das Gefühl, sich mal wieder richtig strecken zu wollen?

Die Lösung

Mit dieser Übung dehnt man den Brustkorb und die komplette seitliche Rumpfmuskulatur und fühlt sich hinterher viel leichter und befreiter. Auch das Atmen geht tiefer und fällt leichter.

So wird's gemacht

Auf die Seite legen, den Kopf und die Halswirbelsäule mit dem unteren Arm abstützen. Das untere Bein ist 90° in Hüfte und Knie gebeugt, das obere Bein bildet die Verlängerung des Oberkörpers und ist ausgestreckt. Den oberen Arm ebenfalls in Verlängerung des Oberkörpers ausstrecken.

3- bis 4-mal pro Seite, für jeweils 3 bis 4 ganz bewusste tiefe Atemzüge.

Sonja's Tipp

Ganz bewusst in den Brustkorb atmen und spüren, wie sich die oberen Rippen bei der Einatmung auseinanderbewegen.

Dehnung der Gesäßmuskulatur

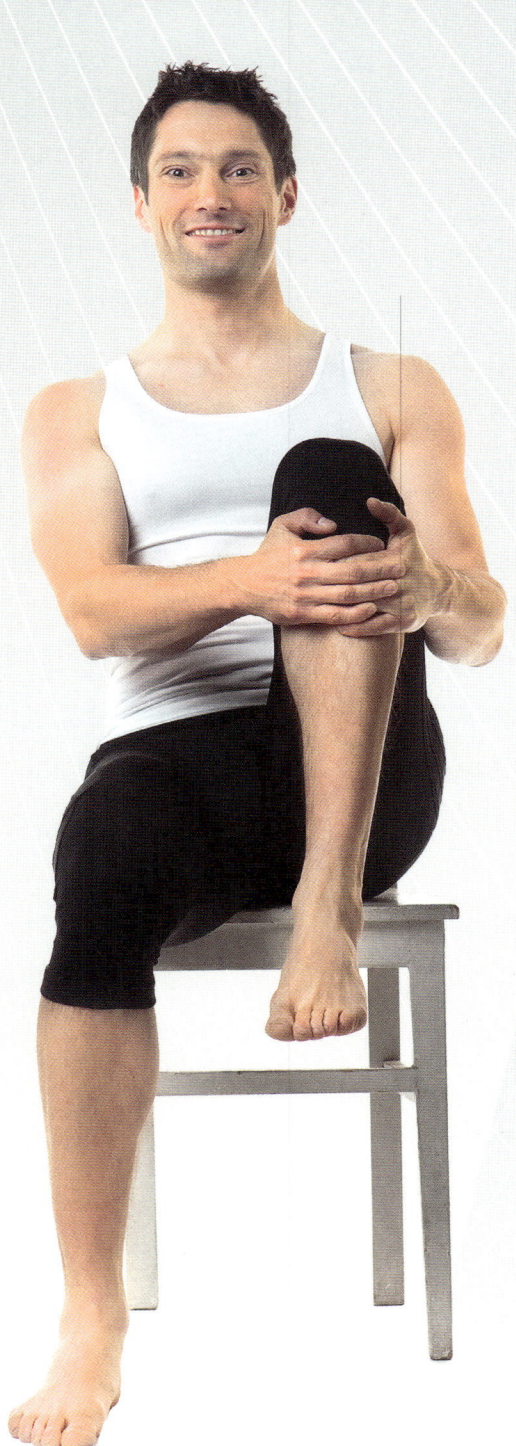
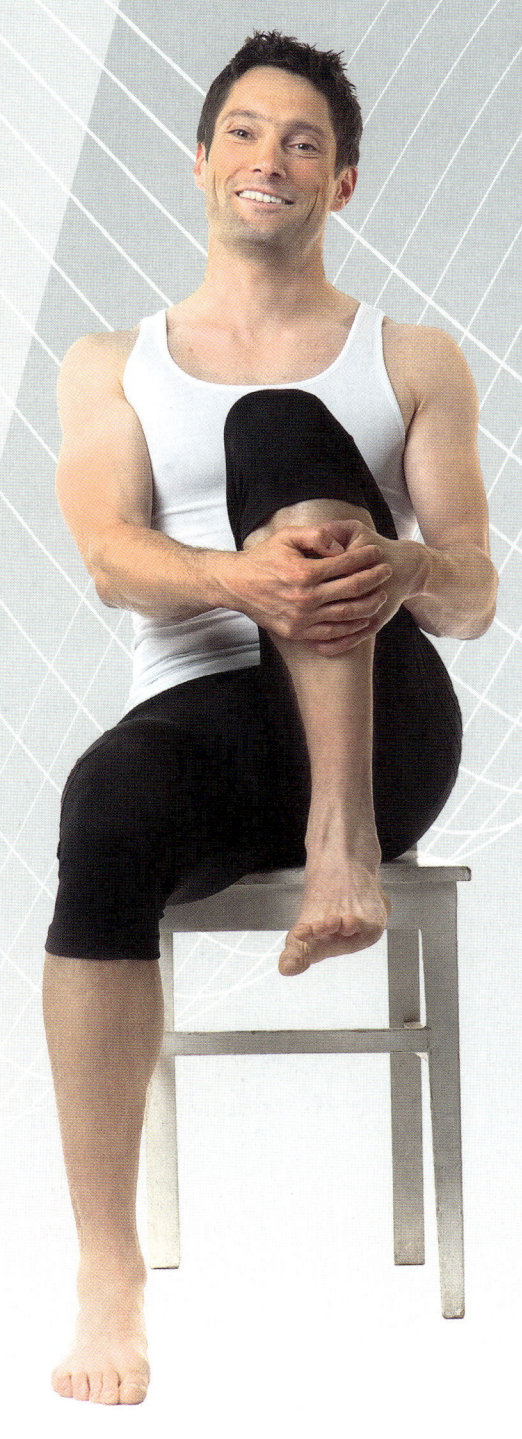

D-17

Das Problem
Tut der Po vom vielen Sitzen weh? Immer wieder Probleme mit dem Ischias?

Die Lösung
Diese Übung entlastet den unteren Rücken, dehnt die Gesäßmuskulatur und befreit einen geplagten Ischiasnerv vom Druck.

So wird's gemacht
- Aufrechte Haltung im Sitzen, der Oberkörper ist gerade. Ein Bein steht am Boden, das andere Bein mit beiden Händen eng umfassen.
- Das eng umschlungene Bein zunächst in Richtung der gleichseitigen Schulter, dann leicht schräg vor die Mitte des Oberkörpers in Richtung der gegenüberliegenden Schulter ziehen. Der Oberkörper bleibt während der gesamten Übung aufrecht.

3- bis 4-mal pro Seite und die Dehnung für ca. 20 Sekunden halten.

Sonja's Tipp
Diese Übung ist besonders intensiv, wenn man wirklich richtig auf beiden Sitzbeinhöckern sitzt. Dazu gegebenenfalls das Sitzfleisch vorher mit beiden Händen etwas auseinanderziehen.

1. Kapitel - Dehnung

Dehnung der tiefen Gesäßmuskulatur

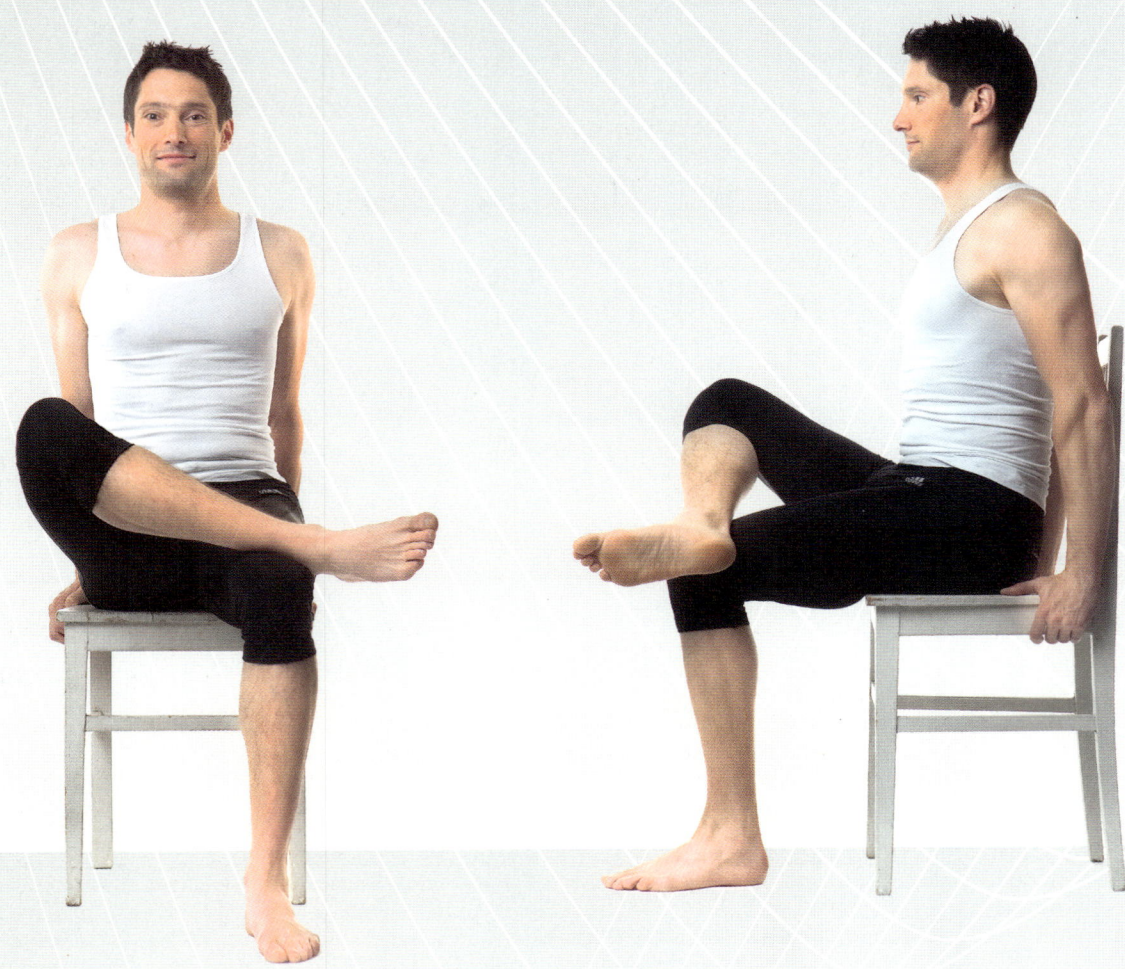

Pflichtprogramm ...
... für alle, die gerne und viel laufen.

So wird's gemacht
• Aufrechte Haltung im Sitzen. Den Fuß des zu dehnenden Beines über das Knie des anderen Beines schlagen. Dabei zeigt das Knie nach außen und der Unterschenkel ist etwa parallel zu den Hüftknochen. Oberkörper und Kopf sind gerade, die Schultern fallen lassen und mit den Händen locker seitlich am Stuhl festhalten.
• Jetzt langsam mit dem Brustbein voraus den Oberkörper aus den Hüften heraus nach vorne neigen, bis die Dehnung in der tiefen Gesäß- und Hüftmuskulatur des überschlagenen Beines zu spüren ist.

Einfach Besser Bewegen

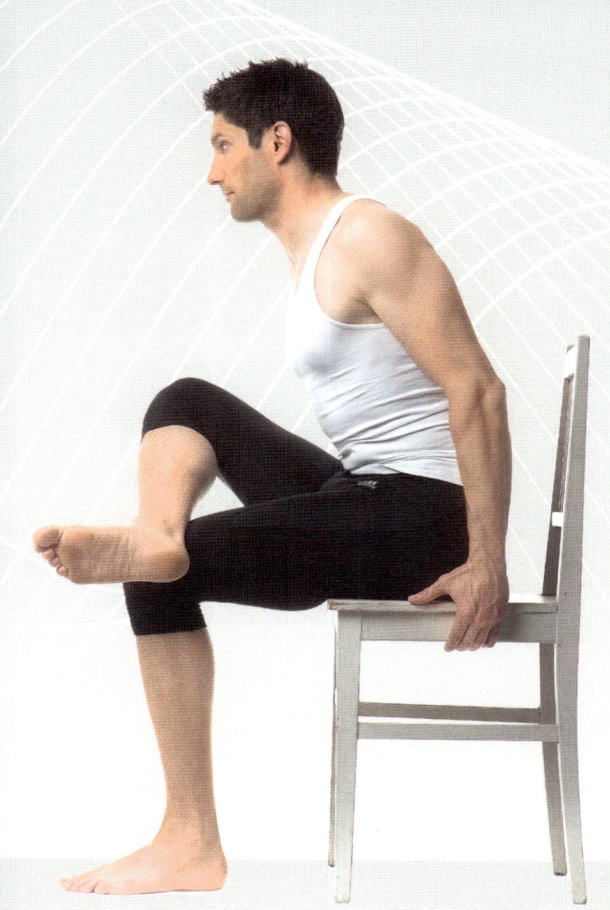

D-18

- Alternativ kann die Übung auch im Stehen ausgeführt werden. Dazu den Fuß und Unterschenkel des zu dehnenden Beines auf einer Stuhllehne, besser jedoch auf einem Tisch ablegen, sodass das Knie nach außen zeigt. Dann ebenfalls mit geradem Oberkörper nach vorne neigen, bis die Dehnung zu spüren ist.

Pro Seite 3- bis 4-mal und die Dehnung für ca. 20 Sekunden halten.

Sonja's Tipp
Nicht im Rücken rund werden, sondern mit dem Brustbein zuerst nach vorne gehen. Die Bewegung findet in beiden Hüftgelenken statt.

Dehnung der tiefen Gesäß- und Hüftmuskulatur

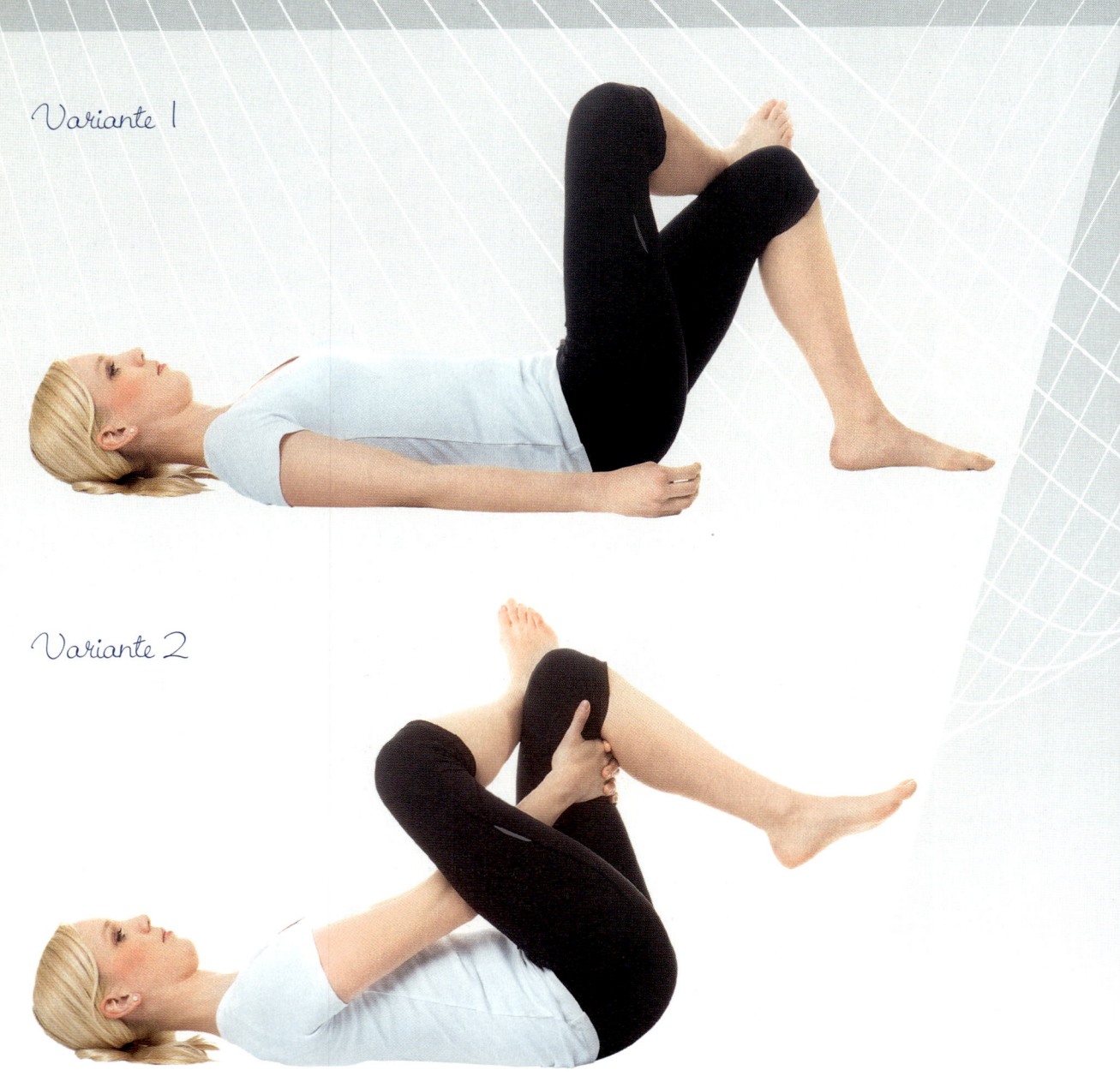

Variante 1

Variante 2

aus der Rückenlage

D-19

Variante zu D-18
Diese Übung zieht bei den meisten von uns höllisch, dafür entspannt sie aber auch ungemein und entlastet den unteren Rücken.

So wird's gemacht
- Auf den Rücken legen, ein Bein aufstellen, den Fuß des zu dehnenden Beines überschlagen, sodass das Knie nach außen zeigt. Dann mit beiden Händen den Oberschenkel bzw. die Kniekehle des aufgestellten Beines umfassen und die Beine zum Oberkörper heranziehen, bis die Dehnung in der Gesäßmuskulatur des übergeschlagenen Beines zu spüren ist.
- Als Variante das zu dehnende Bein ganz eng überschlagen. Dann wie oben beide Beine zum Oberkörper heranziehen, dabei entweder in der Kniekehle oder auf dem Unterschenkel des unteren Beines greifen.

3- bis 4-mal pro Seite und die Dehnung für ca. 30 Sekunden halten.

Sonja's Tipp
Wer besonders beweglich ist, kann bei Variante 2 den Fuß des übergeschlagenen Beines noch um die Wade des unteren Beines wickeln, um die Dehnung zu verstärken.

1. Kapitel - Dehnung

Dehnung der tiefen Gesäß- und Hüftmuskulatur

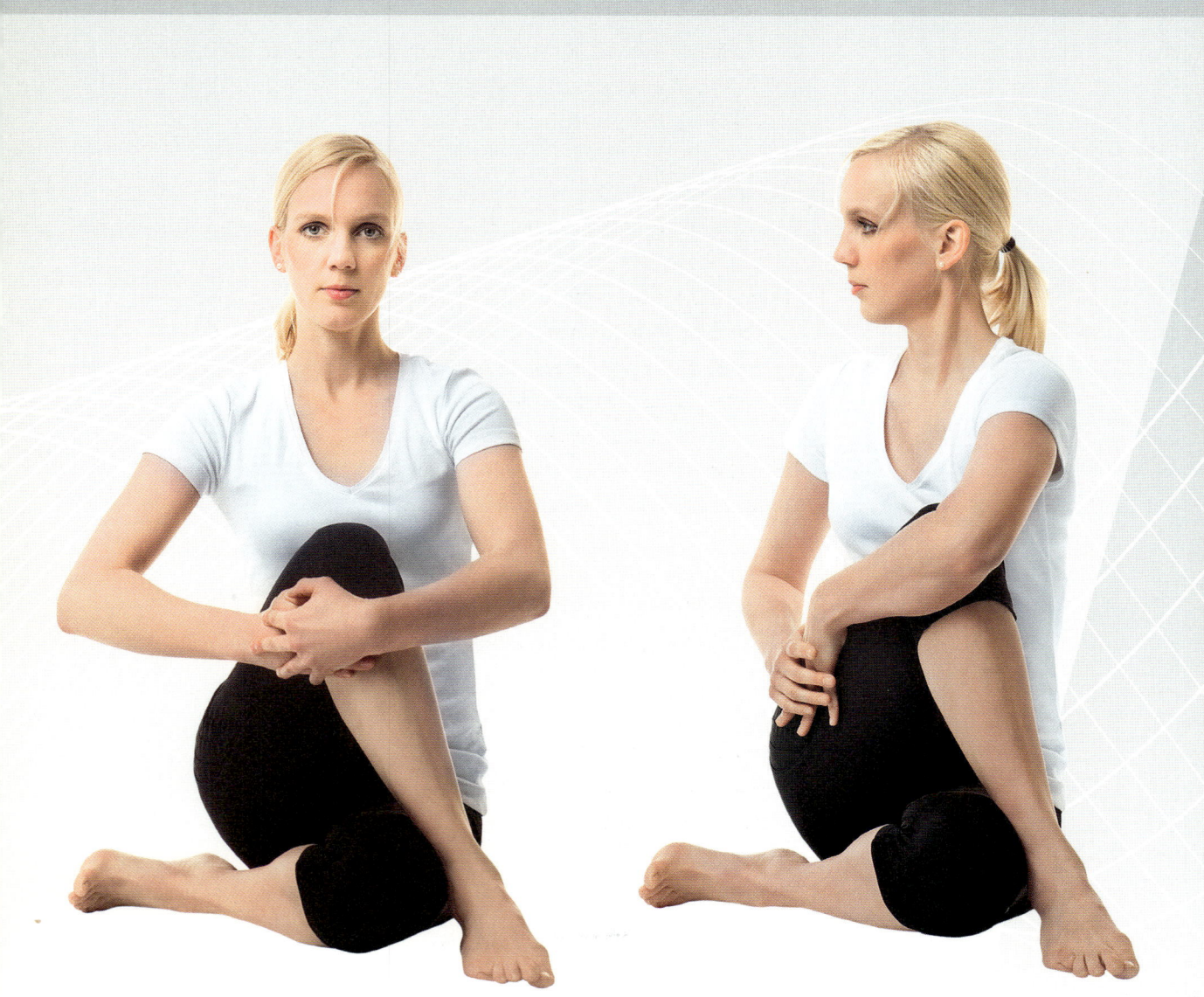

D-20

Noch mal für die Hüfte

Dies ist die mit Abstand intensivste Dehnung der tiefen Gesäßmuskulatur. Sie erfordert etwas Geschick und Beweglichkeit, kann dafür aber bequem beim Fernsehgucken ausgeführt werden.

So wird's gemacht

- Auf den Boden setzen und ein Bein vorne einschlagen. Den Fuß des anderen Beines an der Knieaußenseite des eingeschlagenen Beines aufstellen. Das aufgestellte Bein mit beiden Armen festhalten. Beide Sitzbeinhöcker fest am Boden verankern und den Oberkörper vom Scheitelpunkt aus lang nach oben ziehen.
- Nun den aufrechten Oberkörper weiter zu dem aufgestellten Bein hin drehen, bis eine Dehnung in der tiefen Gesäß- und Hüftmuskulatur des überschlagenen Beines zu spüren ist.

3- bis 4-mal pro Seite und die Dehnung für ca. 20 bis 30 Sekunden halten.

Sonja's Tipp

Eventuell ein kleines Kissen unter den Sitzbeinhöcker schieben, der mehr Kontakt zum Boden hat, damit ein aufrechter und gerader Sitz möglich ist.

1. Kapitel - Dehnung

Dehnung des Hüftbeugers und der

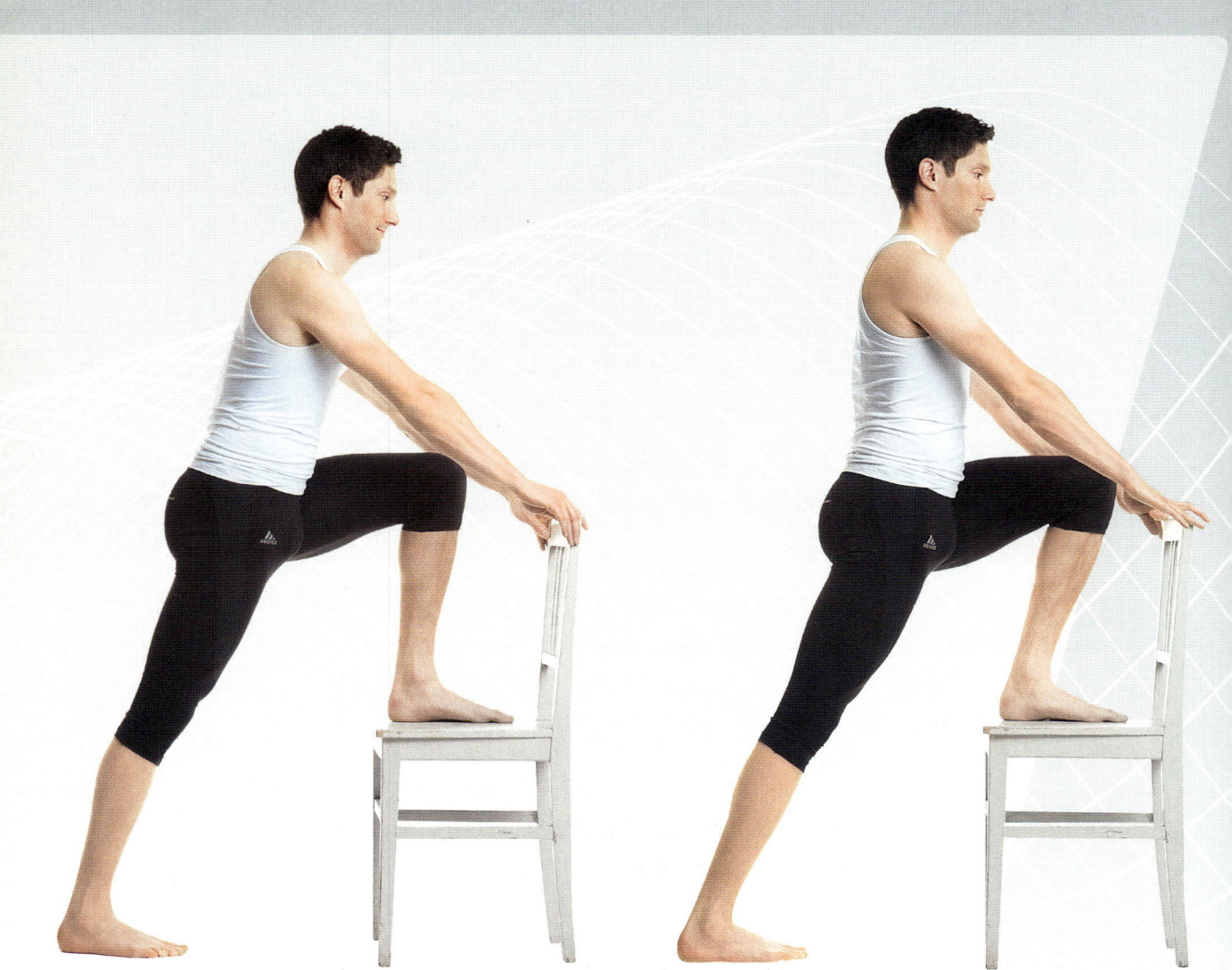

Wadenmuskulatur

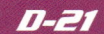

Das Problem
Fällt es beim Aufstehen nach langem Sitzen manchmal schwer, die Hüfte und/oder das Knie ganz zu strecken?

Die Lösung
Diese Übung entlastet die Hüftgelenke nach langem Sitzen und sollte sowohl vor als auch nach langem Joggen oder Laufeinheiten durchgeführt werden. Sie eignet sich ebenfalls bestens bei beginnender Hüftgelenksarthrose, um die vordere Hüftgelenkskapsel zu entlasten. Zusätzlich streckt diese Übung die gesamte Beinrückseite.

So wird's gemacht
- Einen Fuß auf einem Stuhl oder einer Bank aufstellen. Das hintere zu dehnende Bein ist ganz gestreckt. Die Ferse ist am Boden, die Fußspitze zeigt gerade nach vorne und die Hüftknochen sind parallel zueinander. Mit den Händen an der Stuhllehne festhalten oder locker auf dem Oberschenkel des aufgestellten Beines abstützen.
- Jetzt den Oberkörper und das Becken als eine Einheit nach vorne schieben, bis die Dehnung in der Wade und im Hüftbeuger des gestreckten Beines zu spüren ist. Dafür nochmals ganz bewusst die Ferse in den Boden drücken und das Knie strecken.

Pro Seite 3-mal, Dehnung für ca. 20 bis 30 Sekunden halten.

Sonja's Tipp
Gegebenenfalls das zu dehnende Bein aus der Hüfte heraus etwas nach innen drehen, um so die Dehnung zu intensivieren.

Dehnung des Hüftbeugers im halben Kniestand

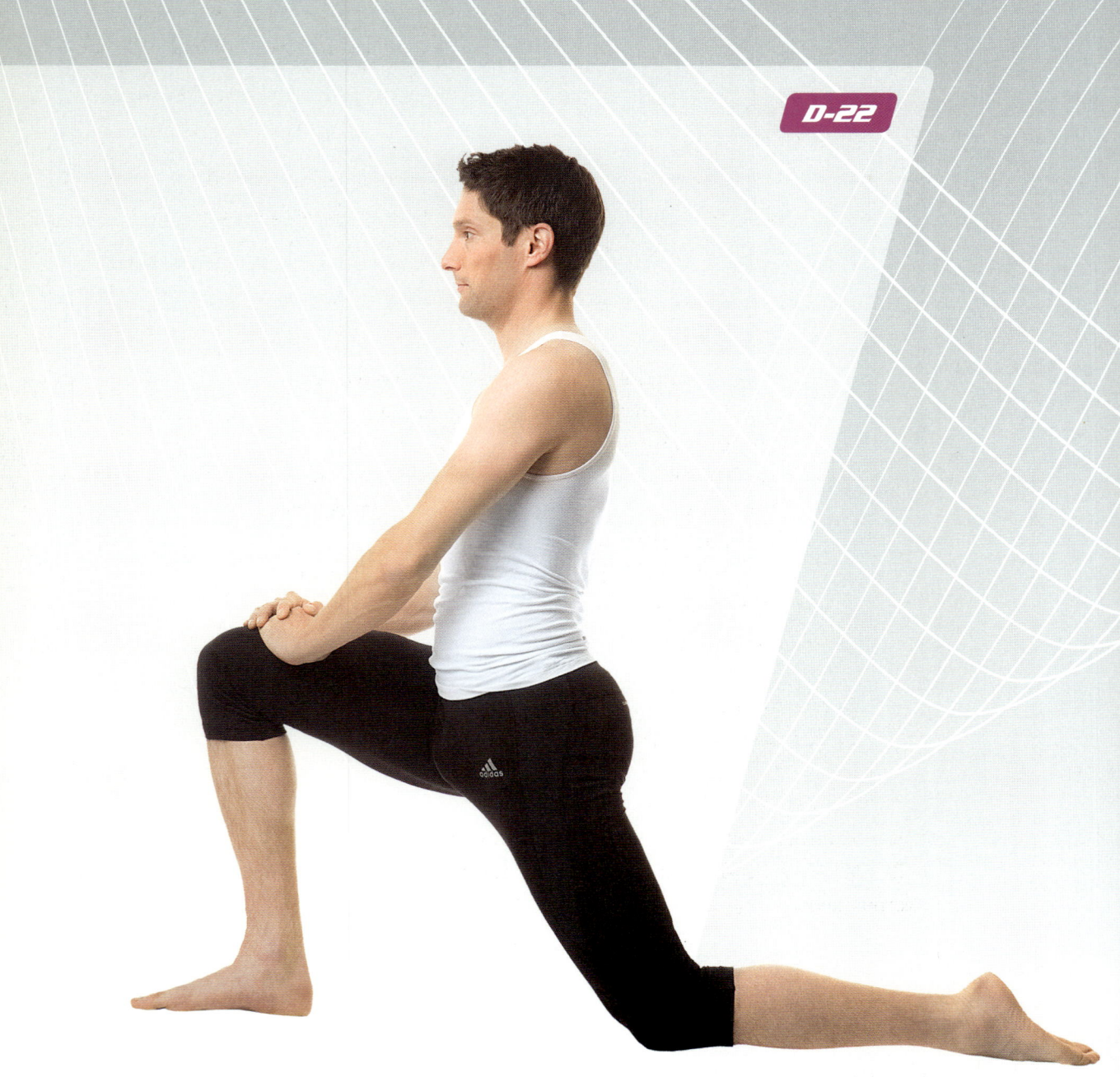

D-22

Einfach Besser Bewegen

Das Problem
Häufig Schmerzen oder ein Druckgefühl im vorderen Bereich des Hüftgelenks? Ein Gefühl, als ob das Hüftgelenk irgendwie eingeklemmt ist?

Die Lösung
Eine sehr schöne und intensive Dehnung, die jedoch ein gewisses Maß an Beweglichkeit voraussetzt. Sie entlastet das Hüftgelenk und wirkt lindernd bei Schmerzen und Beschwerden in der Leistengegend.

So wird's gemacht
- Halber Kniestand, das vordere Bein im rechten Winkel aufstellen. Das hintere Knie ist am Boden, sodass Unterschenkel und Fußrücken flach am Boden aufliegen.
- Der Oberkörper ist aufrecht, den Bauch in Richtung Wirbelsäule anspannen. Beide Hände liegen locker auf dem vorderen Oberschenkel auf.
- Nun langsam das Körpergewicht so weit nach vorne verlagern, bis eine Dehnung im vorderen Bereich der Hüfte des hinteren Beines zu spüren ist.

3- bis 4-mal pro Seite und die Dehnung für ca. 20 Sekunden halten.

Nichts gespürt?
Die Hüfte des hinteren Beines bewusst nach vorne schieben. Zusätzlich das Becken vom Schambein aus etwas nach vorne kippen.

Sonja's Tipp
Der Ausfallschritt muss von Beginn an groß genug sein, damit sich das Kniegelenk des vorderen Beines nicht über das Sprunggelenk hinausschiebt. Eventuell ein Kissen zur Abpolsterung unter das hintere Knie legen.

Dehnung der vorderen Oberschenkelmuskulatur

D-23

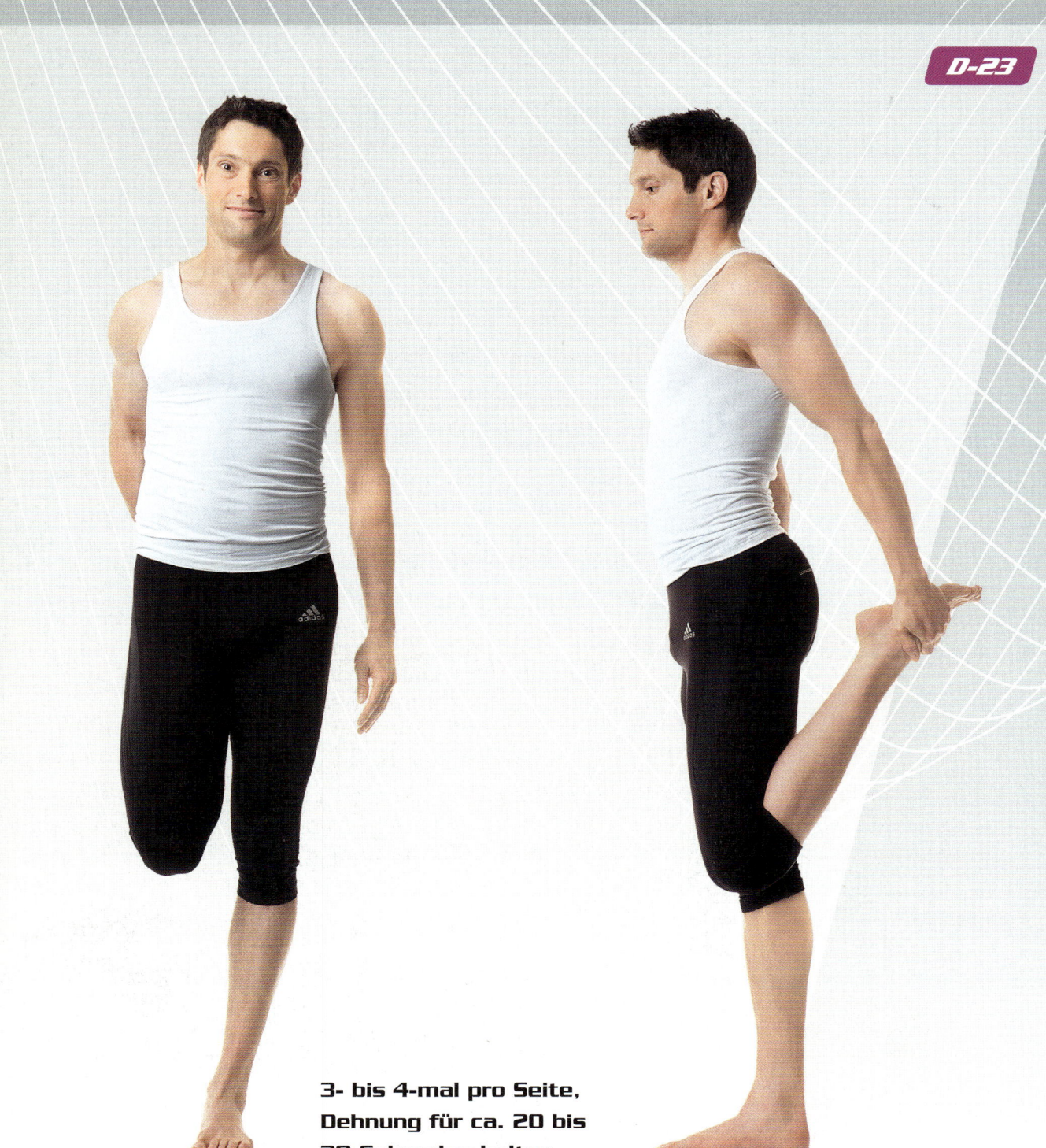

3- bis 4-mal pro Seite, Dehnung für ca. 20 bis 30 Sekunden halten.

Einfach Besser Bewegen

Das Problem
Kann die Ferse noch den Po berühren?

Die Lösung
Diese Übung tut gut nach langem Sitzen und gehört wieder einmal zum Pflichtprogramm für alle, die laufen, joggen, rennen...

So wird's gemacht
- Aufrechte Haltung im Stehen auf einem Bein. Das Standbein ist im Kniegelenk leicht gebeugt.
- Das zu dehnende Bein mit der gleichseitigen Hand am Sprunggelenk umfassen und die Ferse zum Gesäß ziehen, bis die Dehnung auf der Oberschenkelvorderseite zu spüren ist. Dabei das Becken bzw. die Hüfte leicht nach vorne schieben.

Sonja's Tipp
Die Hüftknochen sind parallel und die Knie sind eng zusammen. Diese Übung sollte besonders sorgsam von allen mit Hohlkreuz ausgeführt werden – deshalb den Bauch fest zur Wirbelsäule hin anspannen.

Alternative
Diese Übung ist auch in Seitenlage möglich. Dabei das untere Bein beugen und das Knie weit in Richtung Bauch anziehen. So wird eine Ausweichbewegung in Richtung Hohlkreuz verhindert.
Die untere Hand stützt den Kopf und die Halswirbelsäule, die obere Hand umfasst das Sprunggelenk des zu dehnenden Beines. Die Ferse zum Gesäß anziehen, bis die Dehnung zu spüren ist. Dabei jedoch darauf achten, dass der Oberschenkel in Verlängerung des Oberkörpers steht.

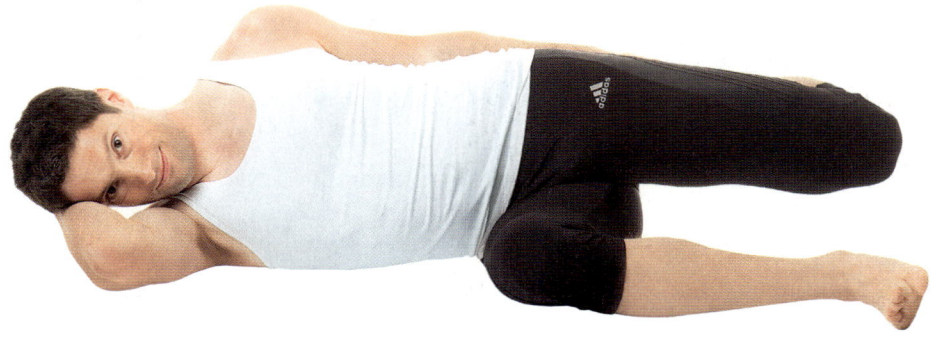

1. Kapitel - Dehnung

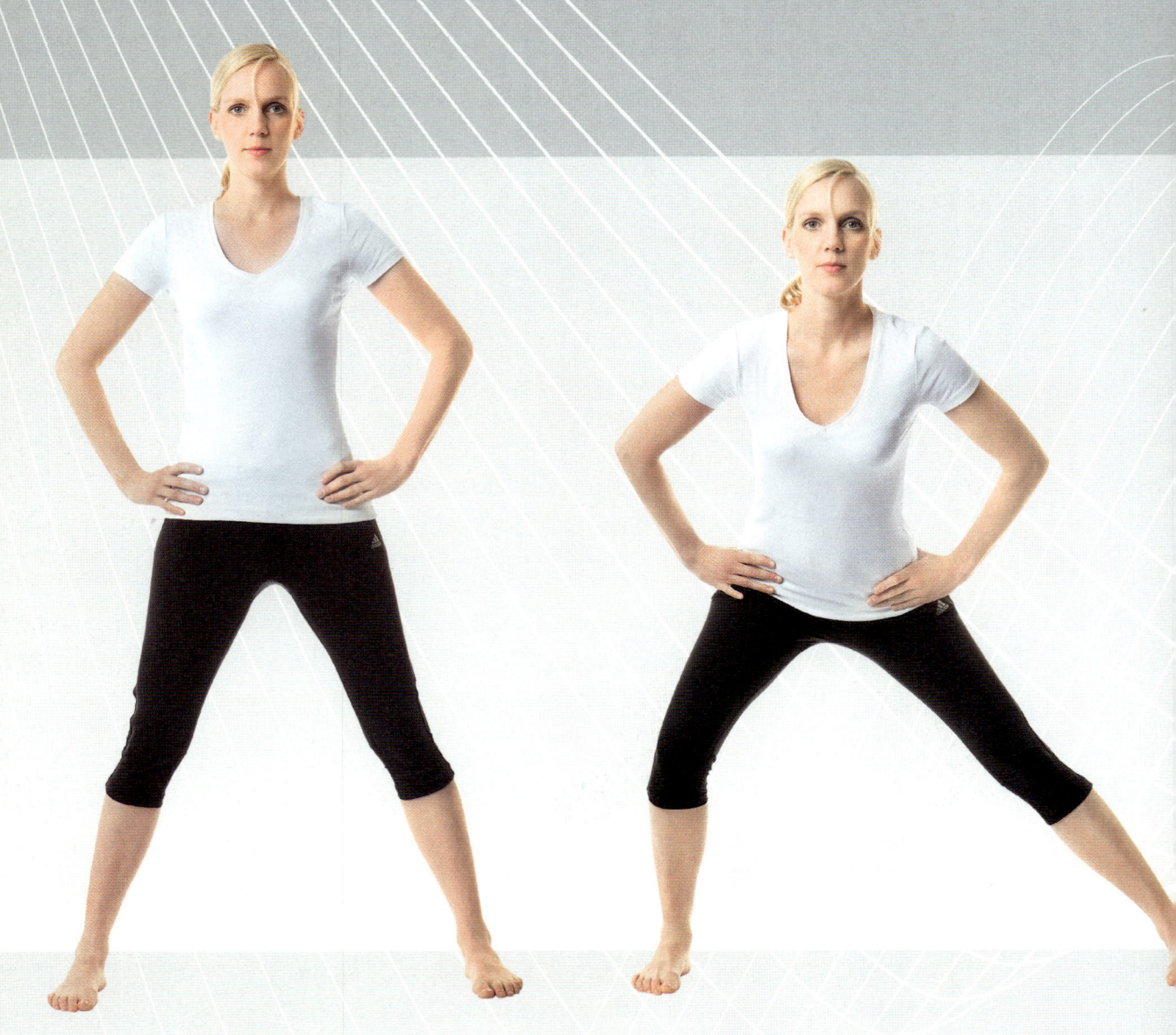

Eine beliebte Übung ...

... vor allem bei Fußballern. Sie sieht immer nach „nichts" aus, hat es aber in sich und ist immens wichtig, um Leistenverletzungen vorzubeugen. Auch wer häufig mit übereinandergeschlagenen Beinen sitzt, sollte diese Übung immer mal wieder ins Trainingsprogramm einfließen lassen.

So wird's gemacht

- Aufrechte Haltung im sogenannten Grätschstand, d. h. die Füße stehen weit auseinander. Beide Fußspitzen zeigen parallel nach vorne, der Oberkörper ist gerade und die Hände stützen sich locker in den Hüften ab.
- Jetzt das Gewicht des Oberkörpers parallel zu einer Seite bzw. auf ein Bein verlagern, dabei das Kniegelenk beugen. Das andere Bein bleibt

Dehnung der Oberschenkelinnenseite

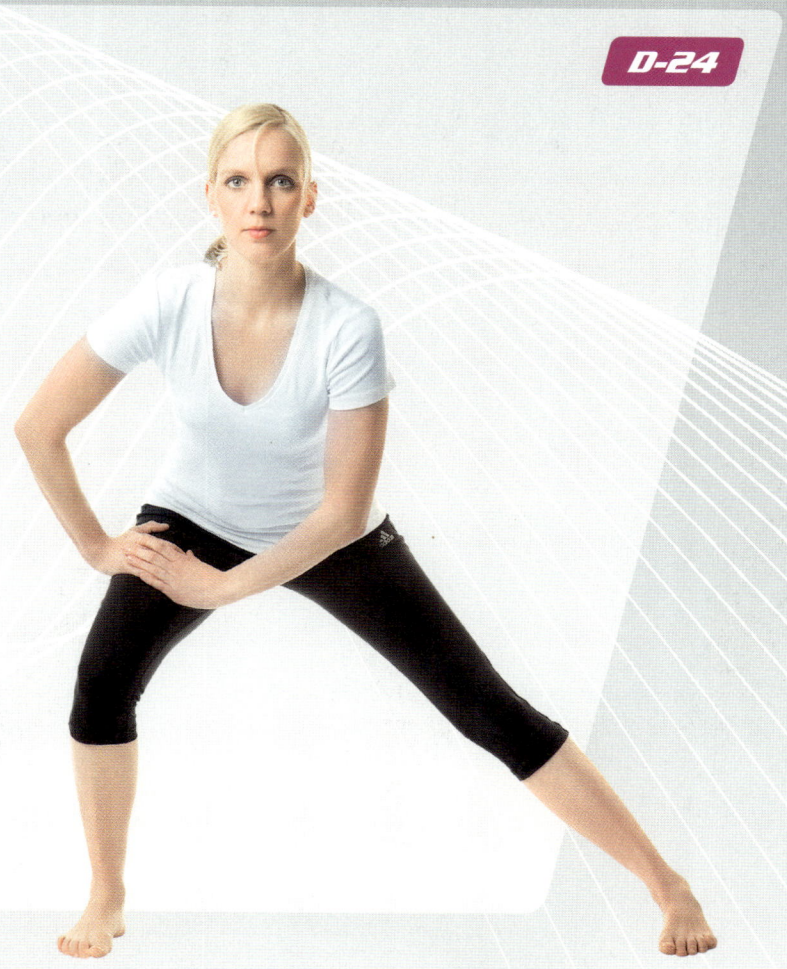

D-24

gestreckt am Boden, sodass die Dehnung auf der Innenseite des Oberschenkels zu spüren ist. Darauf achten, dass sich das Knie des gebeugten Beines nicht über die Fußspitze hinaus nach vorne schiebt.

3- bis 4-mal pro Seite und die Dehnung für ca. 20 bis 30 Sekunden halten.

Nichts gespürt?
Die Dehnung kann verstärkt werden, indem man den Po und damit das Körpergewicht etwas nach hinten verlagert.

Sonja's Tipp
Den Körper langsam und behutsam in diese Dehnposition bringen, da es in diesem Bereich sonst schnell zu Zerrungen an der Oberschenkelinnenseite kommen kann.

Dehnung der hinteren Oberschenkelmuskulatur

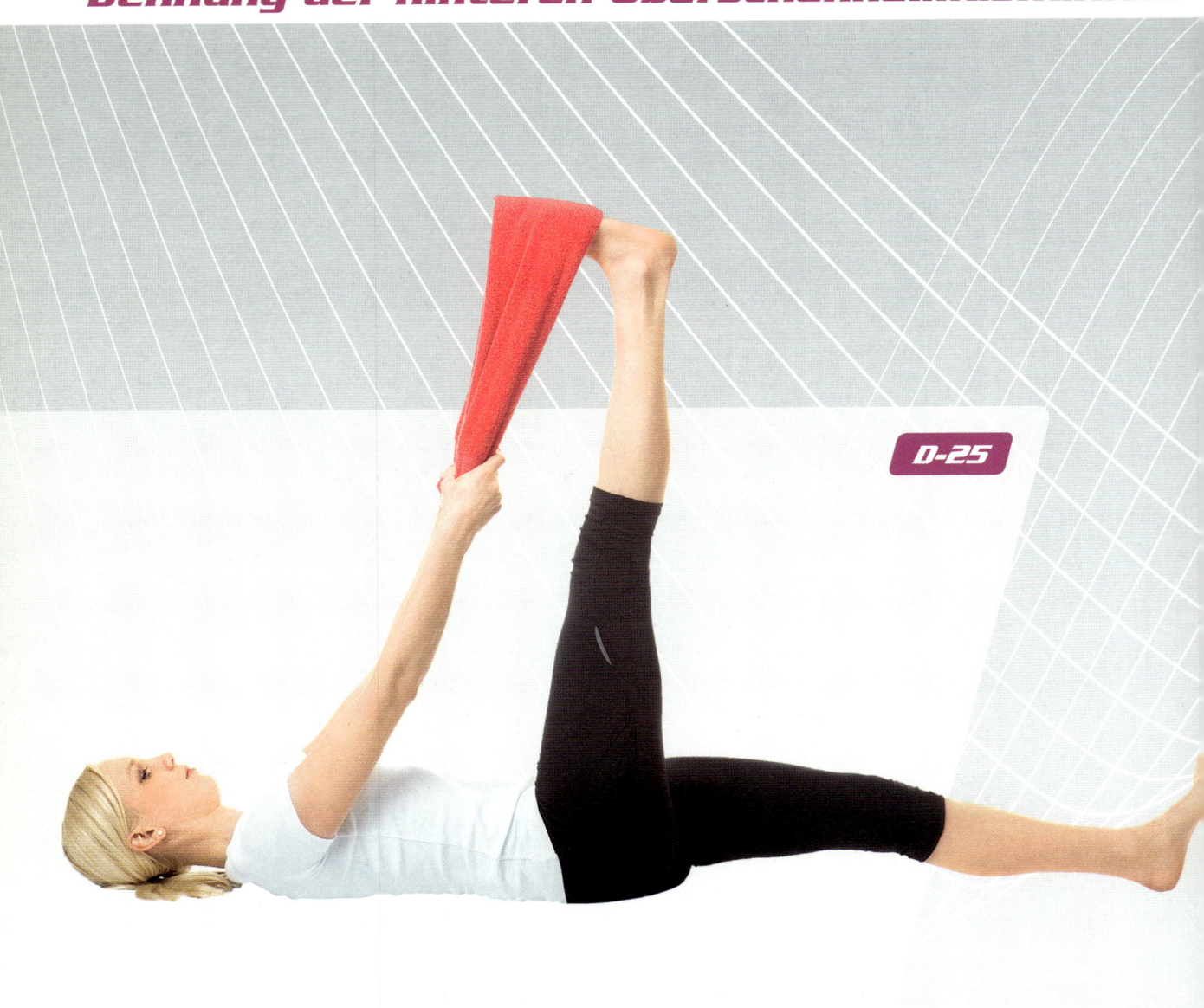

D-25

aus der Rückenlage

Das Problem
Schon mal versucht, mit den Fingerspitzen bis zum Boden zu kommen, ohne dabei im Rücken rund zu werden? Kaum zu glauben, wie viele Jugendliche hier bereits massiv „verkürzt" sind. Sitzen in der Schule, vor dem Fernseher, vor dem Computer oder der Playstation tragen dazu bei.

Die Lösung
Diese ist eine der wichtigsten Dehnungsübungen überhaupt. Sie entlastet den Rücken und schafft ein insgesamt besseres Bewegungsgefühl.

So wird's gemacht
- Auf den Rücken legen und ein Bein flach am Boden ablegen. Ein Handtuch um die Fußsohlen des zu dehnenden Beines legen und dieses mit beiden Händen festhalten.
- Nun das Bein ebenfalls möglichst ganz strecken und in Richtung Oberkörper heranziehen. Die Fußspitze zur Nase herunterziehen, bis die Dehnung auf der Beinrückseite zu spüren ist. Das am Boden liegende Bein sollte in der Hüfte möglichst gestreckt bleiben.

3- bis 4-mal pro Seite und die Dehnung für mindestens 30 Sekunden halten.

Sonja's Tipp
Bei Kniegelenksbeschwerden kann das Knie des zu dehnenden Beines leicht gebeugt werden.

Dehnung der hinteren Oberschenkelmuskulatur

D-26

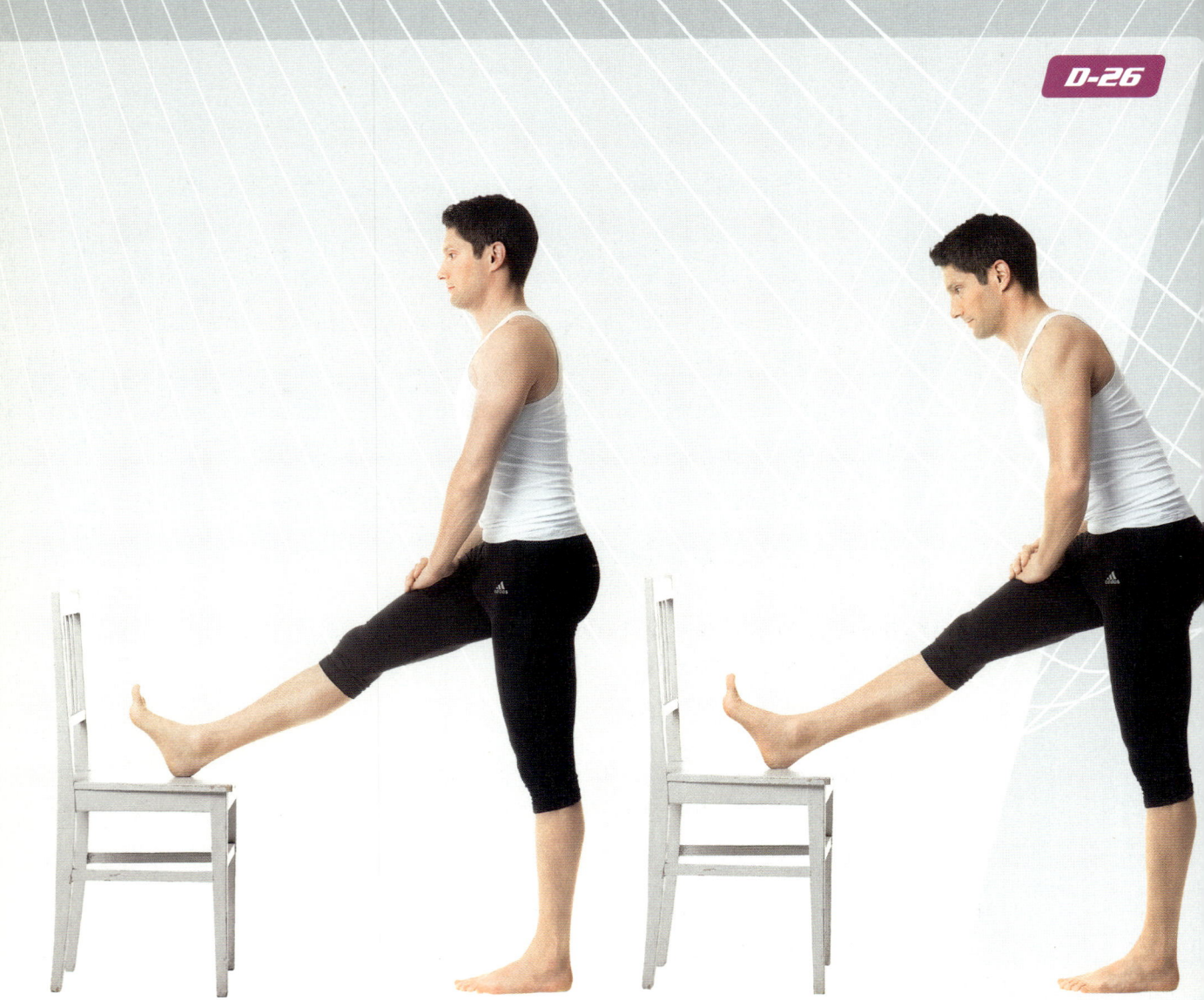

im Stehen

Variante zu D-25

Eine prima Alternative zur vorangegangenen Übung, die sich problemlos auch mal im Büro durchführen lässt.

So wird's gemacht

- Aufrechte Haltung im Stehen. Den Fuß des zu dehnenden Beines mit der Ferse auf einem Hocker oder einem Stuhl ablegen.
- Beide Fußspitzen zeigen gerade nach vorne, sodass das Becken parallel steht.
- Das Standbein ist im Kniegelenk leicht gebeugt, das zu dehnende Bein gestreckt. Die Fußspitze in Richtung Nase anziehen. Beide Hände locker (!) auf dem Oberschenkel des zu dehnenden Beines ablegen.
- Jetzt langsam mit geradem Oberkörper nach vorne neigen, bis die Dehnung auf der Oberschenkelrückseite und in der Kniekehle zu spüren ist. Die Dehnung verstärken, indem die Fußspitze noch etwas weiter in Richtung Nase gezogen wird.

Pro Seite 3- bis 4-mal, Dehnung für ca. 20 bis 30 Sekunden halten.

Sonja's Tipp

Auch hier findet die eigentliche Bewegung im Hüftgelenk statt, d. h. das Brustbein bewegt sich zuerst nach vorne.

Achtung!

Bei Kniebeschwerden sollte das Knie des zu dehnenden Beines nicht ganz durchgestreckt werden, sondern minimal gebeugt bleiben.

1. Kapitel - Dehnung

Dehnung der oberflächlichen und tiefen

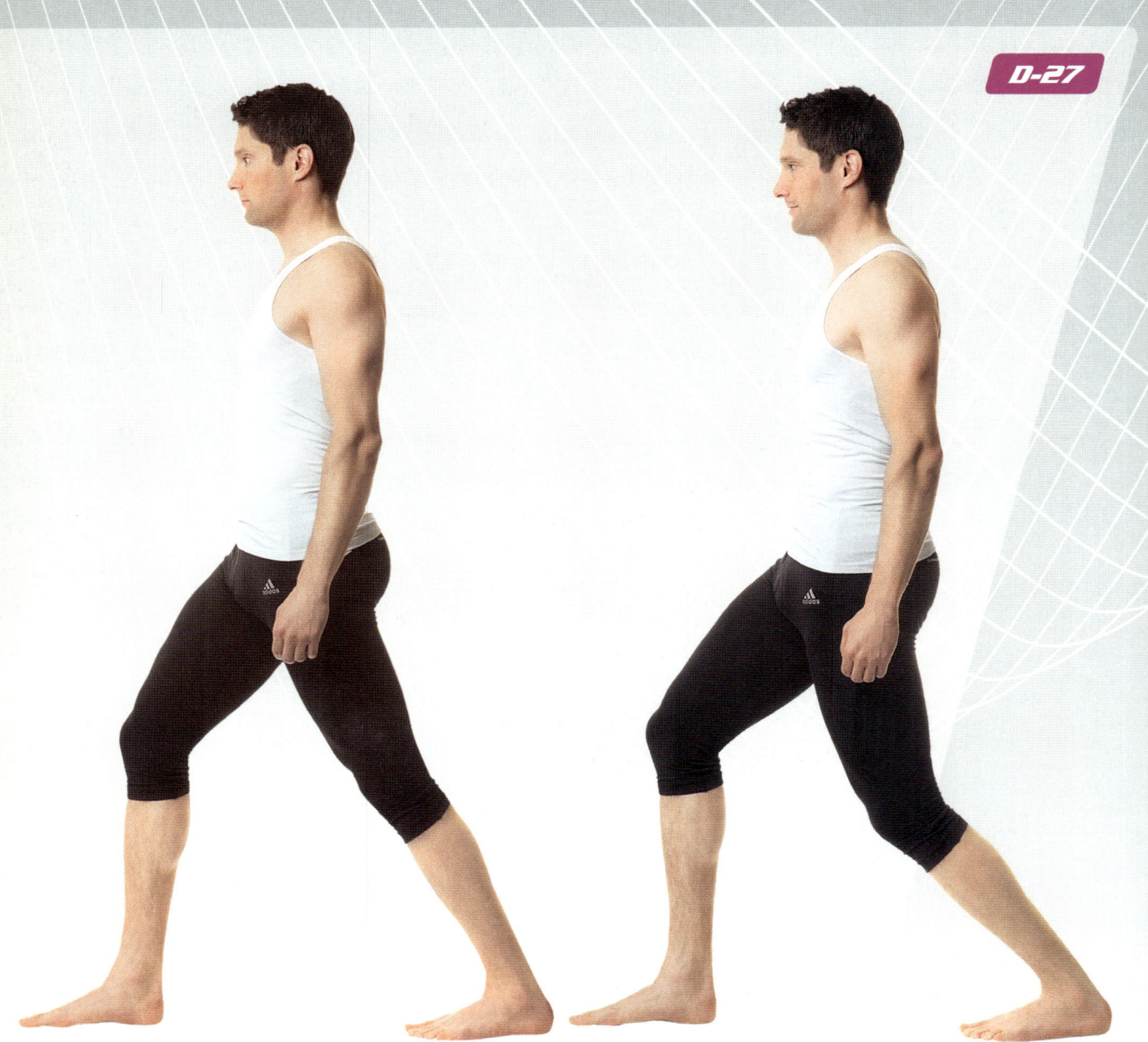

oberflächliche Wadenmuskulatur   tiefe Wadenmuskulatur

Wadenmuskulatur im Stehen

Das Problem
Schon mal versucht, in der Hocke zu sitzen, ohne dass die Fersen sich vom Boden ablösen? Auch diese Muskelgruppe ist bei den meisten von uns verkürzt. Insbesondere bei Frauen, die gerne und viel in High Heels unterwegs sind.

Die Lösung
Eine wichtige Übung für alle Läufer, um Achillessehnenverletzungen vorzubeugen.

So wird's gemacht
- Schrittstellung. Das vordere Bein ist gebeugt, das hintere gestreckt, die Ferse bleibt am Boden.
- Beide Füße zeigen parallel nach vorne, sodass auch die Hüftknochen parallel stehen. Oberkörper und Kopf sind gerade, die Hände stützen sich locker an den Hüften ab.
- Jetzt den Oberkörper und das Becken als eine Einheit nach vorne schieben, dabei die Ferse des hinteren Beines in den Boden drücken und das Knie bewusst durchstrecken, bis die Dehnung in der Wadenmuskulatur zu spüren ist.

3- bis 4-mal pro Seite und die Dehnung für ca. 20 bis 30 Sekunden halten.

Für die tiefe Wadenmuskulatur das Knie des hinteren Beines etwas beugen, ohne dass sich jedoch die Ferse vom Boden löst.

Sonja's Tipp
Die Ferse des zu dehnenden Beines immer wieder ganz bewusst nach unten in den Boden drücken.

1. Kapitel - Dehnung

Dehnung der oberflächlichen und tiefen Waden

Variante zu D-27

Diese Variante der vorangegangenen Übung ist vielleicht in der Ausführung etwas schwieriger, für viele jedoch auch intensiver zu spüren.

So wird's gemacht

Variante 1: Aufrechte Haltung im Stehen vor einer Wand bzw. einem Stuhl, beide Hände locker anlegen. Einen Fuß zur Hälfte (mit dem Vorfuß) aufstellen, dabei bleibt das Knie gestreckt. Jetzt das Körpergewicht so weit nach vorne schieben, bis die Dehnung in der Wade des vorne aufgestellten Beines zu spüren ist.

Variante 2 in Schrittstellung. Das vordere Bein ist gebeugt, das hintere Bein gestreckt, die Ferse am Boden. Beide Fußspitzen zeigen parallel nach vorne. Der Oberkörper und der Kopf sind gerade, die Hände liegen locker an der Wand auf.

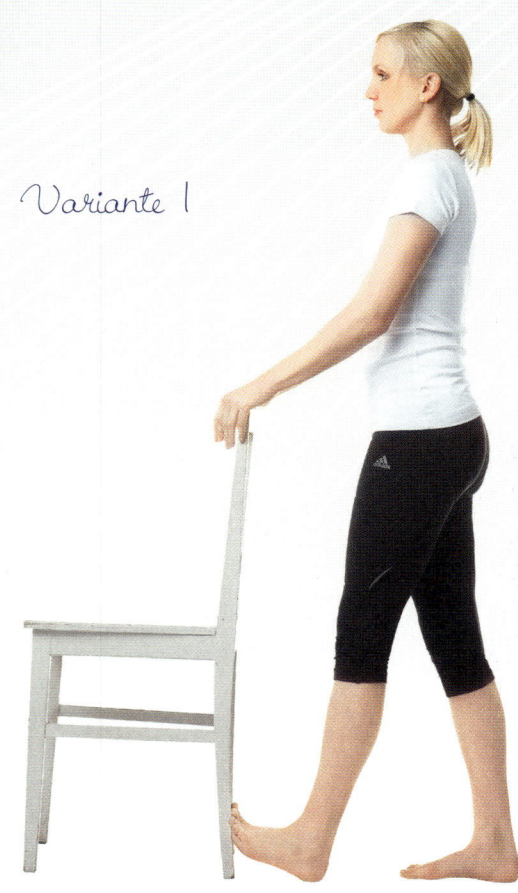

Variante 1

muskulatur im Stehen `D-28`

- Nun das gesamte Körpergewicht (Oberkörper und Becken als eine Einheit) nach vorne schieben, bis die Dehnung in der Wade des hinteren Beines zu spüren ist.
- Für die tiefe Wadenmuskulatur das Knie des hinteren Beines so weit beugen, bis die Ferse noch am Boden bleibt und die Dehnung im Bereich der Achillessehne zu spüren ist.

Pro Seite 3- bis 4-mal, Dehnung für ca. 20 bis 30 Sekunden halten.

Sonja's Tipp
Auch eine Treppenstufe eignet sich gut, um diese Dehnung zu bewirken. Dazu den Fuß zur Hälfte auf der Stufe aufstellen und die Ferse nach unten absinken lassen.

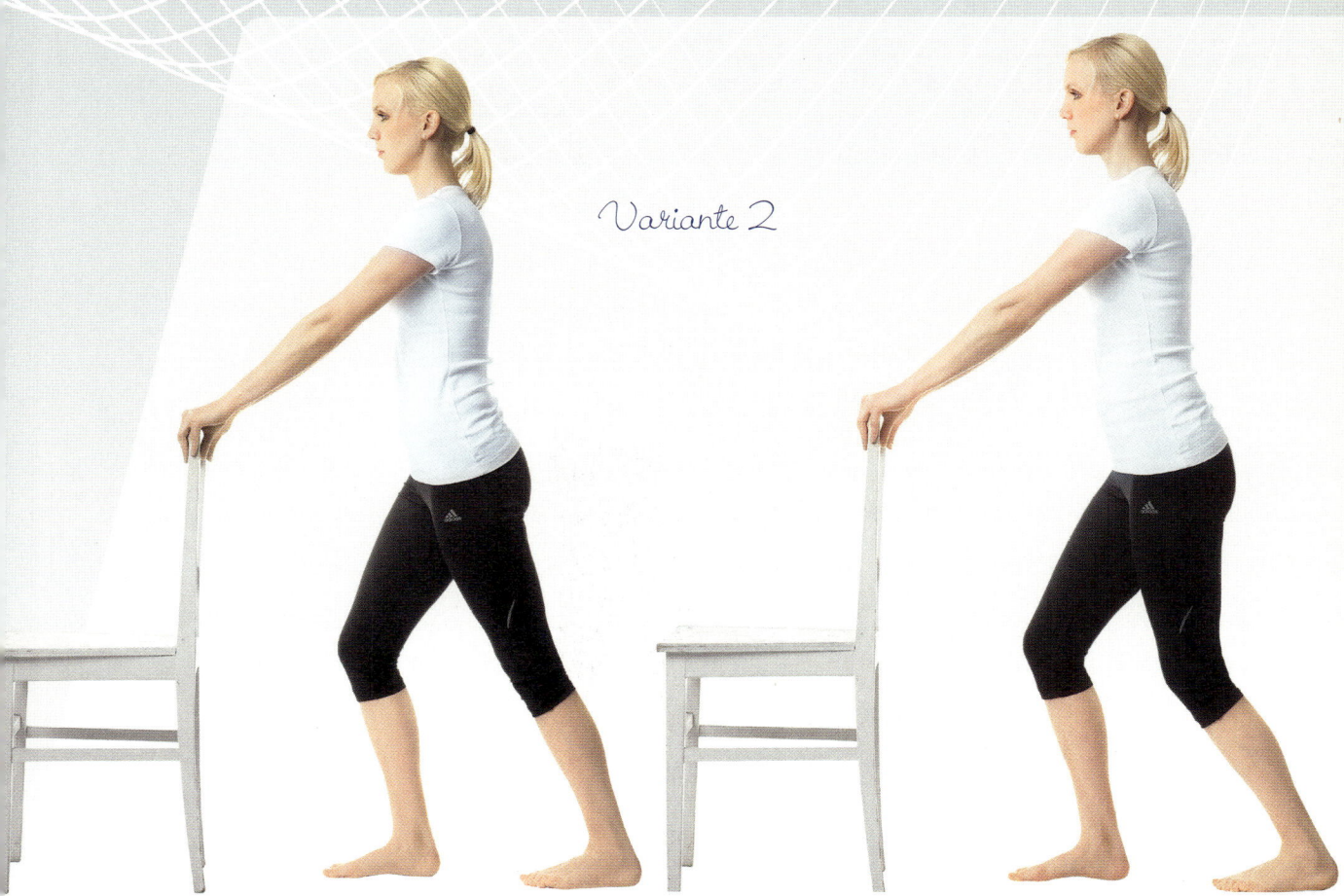

Variante 2

Dehnung der vorderen, seitlichen Schienbein

Das Problem
Lange bergauf gelaufen? Einen schweren Schuh getragen? Muskelkater an der äußeren Schienbeinkante?

Die Lösung
Mit dieser Übung wird der angestrengte Muskel wieder gedehnt und entspannt.

So wird's gemacht
- Aufrechte Haltung im Stehen. Das Standbein ist im Kniegelenk leicht gebeugt, die Hände stützen sich locker in der Taille ab.
- Das zu dehnende Bein mit dem Fußrücken und Fußaußenrand auf dem Boden aufstellen und langsam belasten. Dabei das Knie nach hinten strecken, bis eine Dehnung an der Außenseite der Schienbeinkante zu spüren ist.

3- bis 4-mal pro Seite und die Dehnung für ca. 20 Sekunden halten.

Sonja's Tipp
Bei instabilen Sprunggelenken oder nach Bänderverletzungen sollte diese Übung nicht ausgeführt werden.

muskulatur

D-29

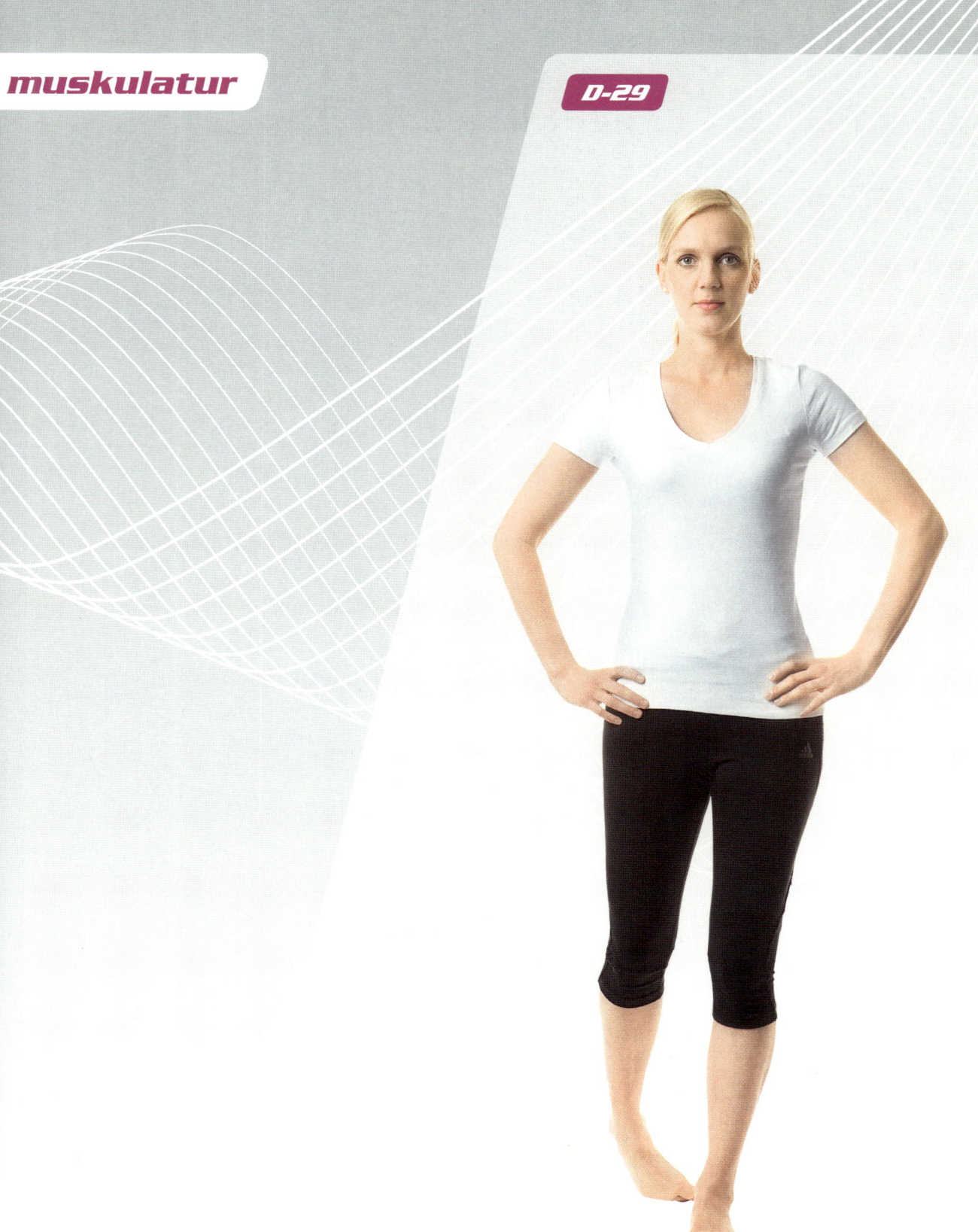

Einfach Besser Bewegen

Kräftigungsübungen

Die nachfolgenden Kräftigungsübungen dienen zur allgemeinen Stärkung des Muskelapparates. Die Haltung verbessert sich, die Verletzungsgefahr wird geringer und Verspannungen und Überlastungssyndrome können vermieden werden, da die Muskulatur ausdauerfähiger wird. Auch hier ist eine gleichmäßige Atmung wichtig, damit die Muskulatur während der Belastung mit ausreichend Sauerstoff versorgt wird.

Allgemein gilt: Während der Anstrengung ausatmen.

Einfach Besser Bewegen

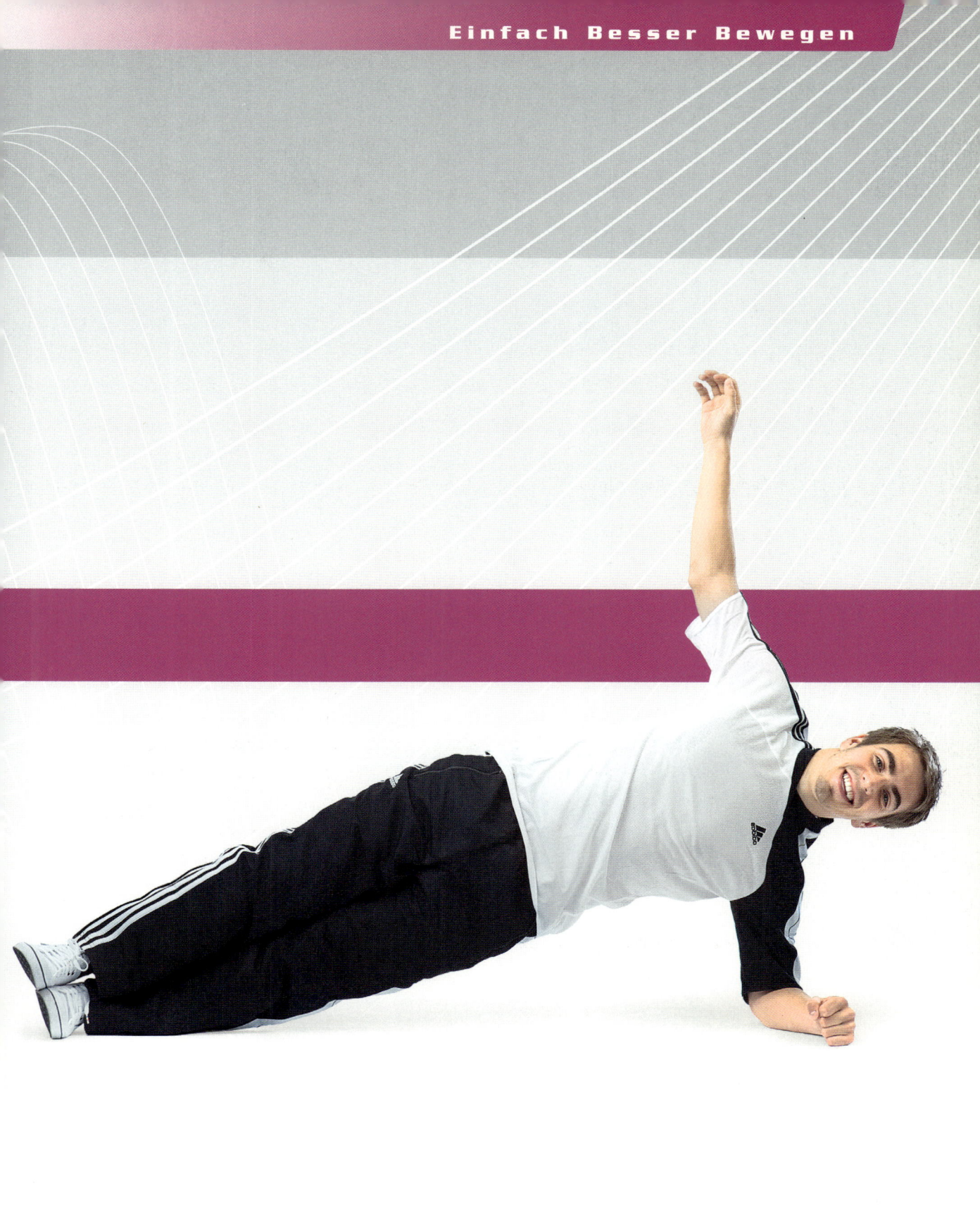

Kräftigung der Nackenmuskulatur K-01

Das Problem
Häufige Verspannungen im Schultergürtel und Nacken? Und trotzdem die Nackenmuskulatur kräftigen? JA!

Die Lösung
Je trainierter eine Muskelpartie ist, desto weniger schnell ermüdet und verspannt sie. Daher macht es manchmal Sinn, die Halswirbelsäule mit sanften, statischen Übungen zu trainieren.

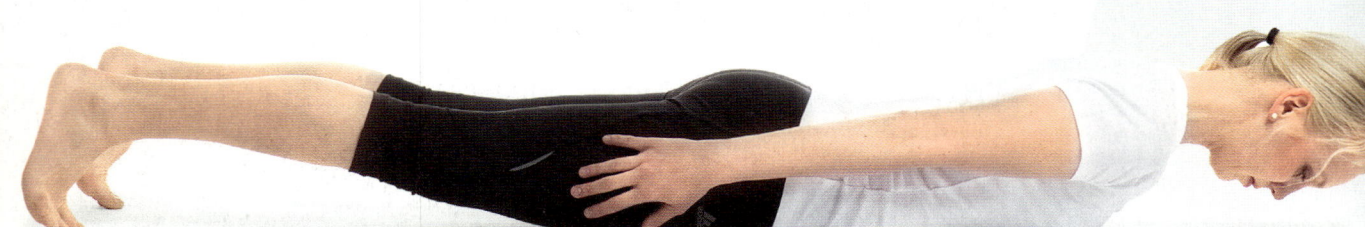

So wird's gemacht

- Auf den Bauch legen, die Beine etwa hüftbreit öffnen und die Fußspitzen aufstellen. Beide Kniekehlen nach oben durchstrecken. Die Arme liegen eng am Oberkörper an, der Kopf ist gerade, sodass die Stirn am Boden aufliegt.
- Nun die Stirn langsam anheben, dabei zeigt die Nasenspitze immer senkrecht zum Boden. Die Körperhaltung ähnelt einem Skispringer nach dem Absprung.

3- bis 4-mal und die Spannung ca. 10 bis 15 Sekunden halten.

Sonja's Tipp

Wer schnell „Stress" im Nacken bekommt, kann beide Hände zur Unterstützung leicht unter die Stirn legen.

Achtung!

Bei dieser Übung den Kopf nicht in den Nacken nehmen oder verdrehen.

Kräftigung der vorderen Halsmuskulatur

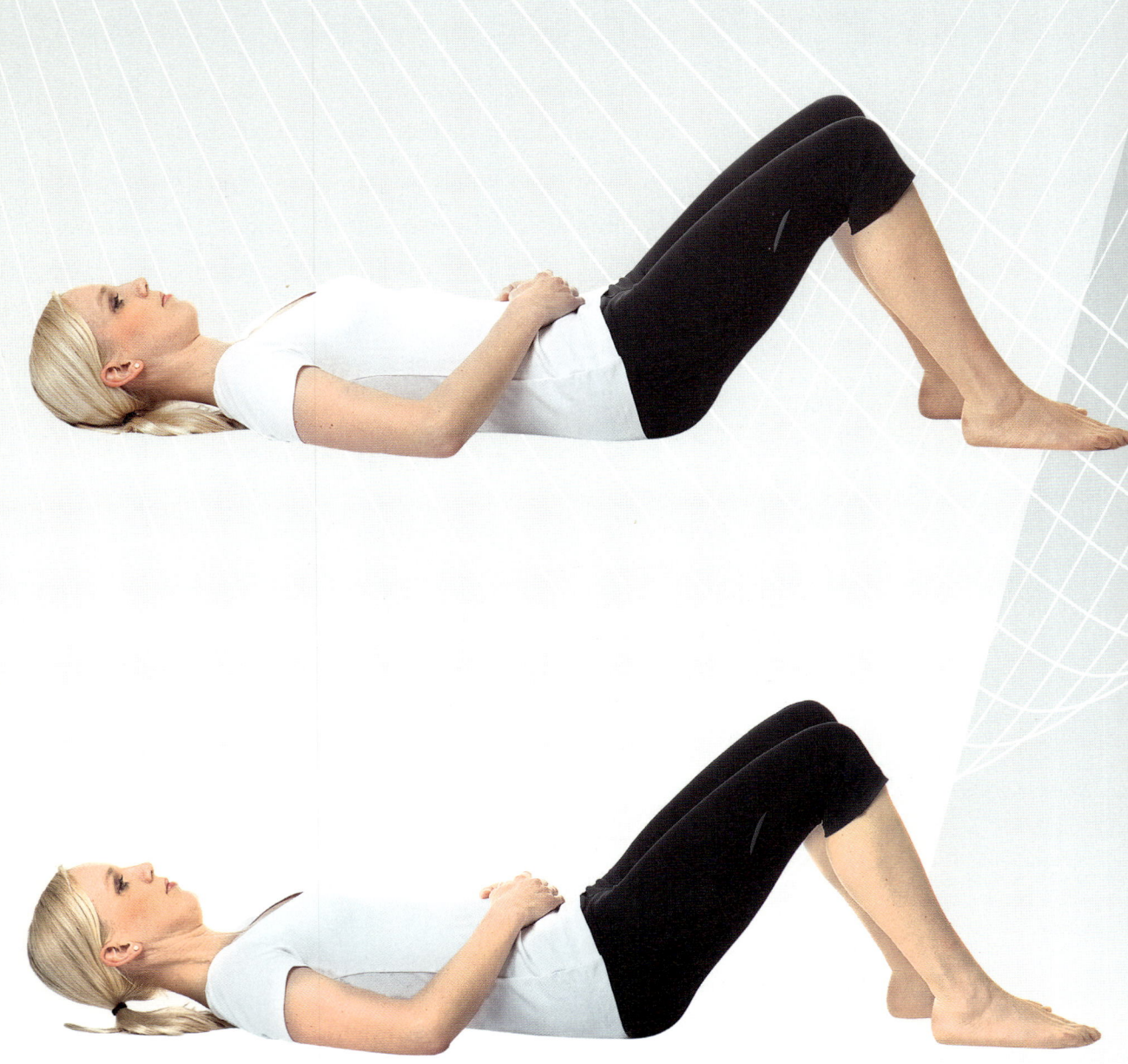

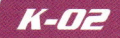

Exotisch?

Eine Übung, die in der Praxis relativ selten angewandt wird, da diese Muskelpartie gerne vernachlässigt wird.

So wird's gemacht

- Auf den Rücken legen, die Beine beugen und etwa hüftbreit auseinander aufstellen. Der Kopf liegt gerade in Verlängerung des Oberkörpers am Boden auf, der Mund ist geschlossen. Beide Hände auf dem Bauch ablegen.
- Nun den Kopf langsam und nur ein paar Zentimeter vom Boden anheben, dabei zeigen Nasenspitze und Kinn senkrecht nach oben, das Kinn jedoch nicht vorschieben.

3- bis 4-mal für ca. 10 Sekunden halten.

Nichts gespürt?

Während der Kopf oben gehalten wird, langsam den Mund öffnen und schließen.

Sonja's Tipp

Wer bei dieser Übung schnell „Stress" im Nacken verspürt, kann den Kopf mit einer Hand locker unterstützen.

Kräftigung der Schultermuskulatur K-03

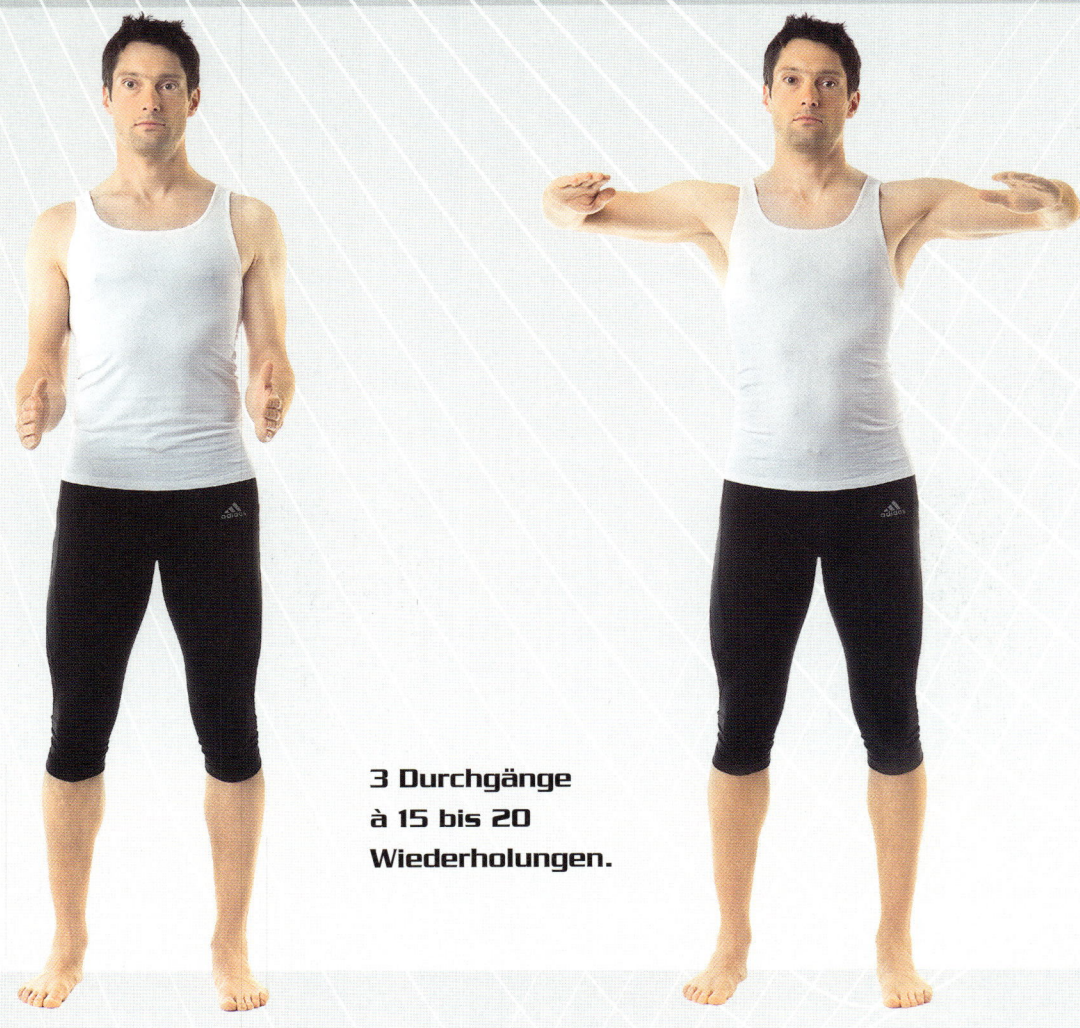

3 Durchgänge à 15 bis 20 Wiederholungen.

Schwache Arme?
Eine gut trainierte Schulterpartie sieht nicht nur gut aus, sie entlastet auch die Halswirbelsäule und ist natürlich wichtig bei allen Schlag- und Wurfsportarten.

So wird's gemacht
• Aufrechte Haltung im Stehen, die Füße sind etwa hüftbreit auseinander und die Knie leicht gebeugt. Beide Arme sind im Ellenbogen etwa 90° gebeugt, sodass die Oberarme eng am Körper anliegen.
• Nun beide Arme im rechten Winkel über die Seite nach oben führen, bis die Ellenbogen und Unterarme etwa auf Schulterhöhe sind. Dabei die Schulter- und Armmuskulatur bewusst anspannen und die Schulterblätter aktiv nach unten ziehen.

Einfach Besser Bewegen

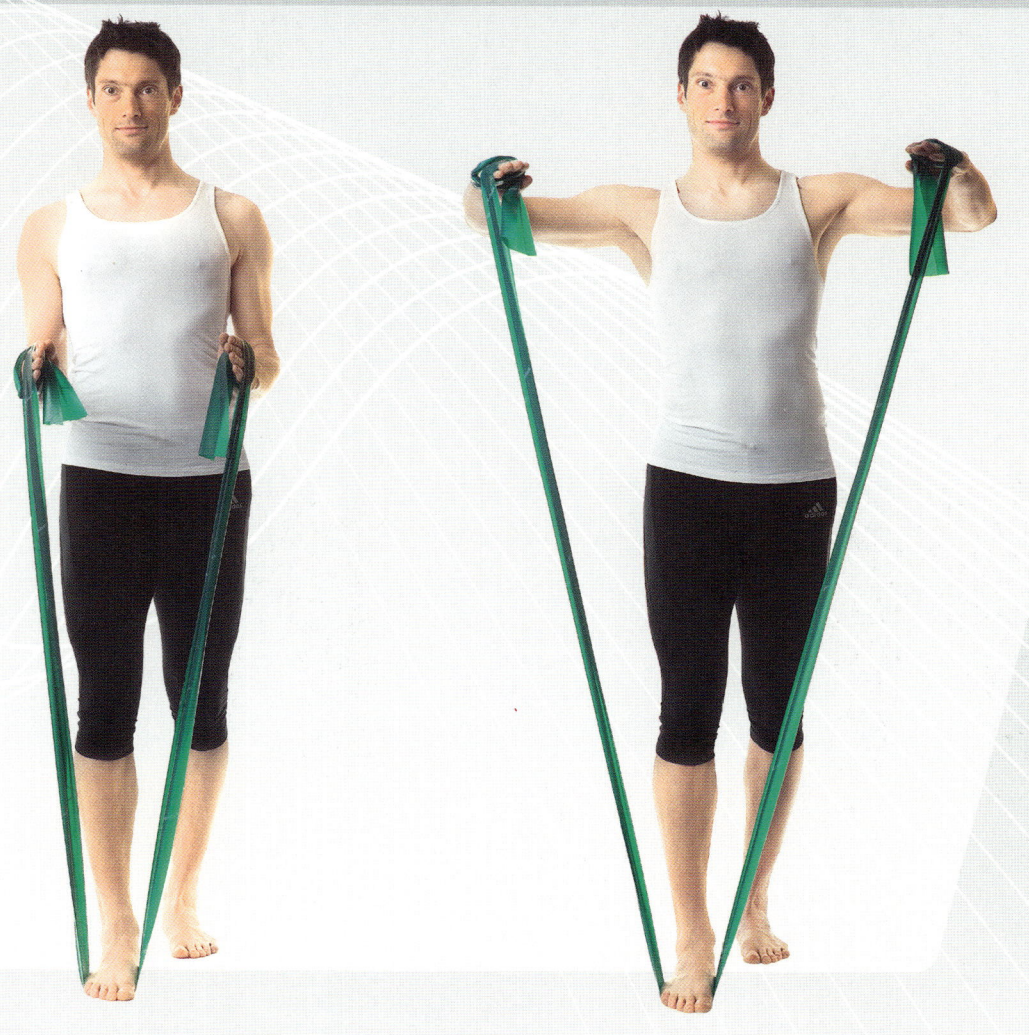

Nichts gespürt?
Die Übung wie abgebildet mithilfe eines Therabandes ausführen.

Sonja's Tipp
Daran denken: Schultern weg von den Ohren!

2. Kapitel - Kräftigung

Kräftigung der vorderen Schultermuskulatur und

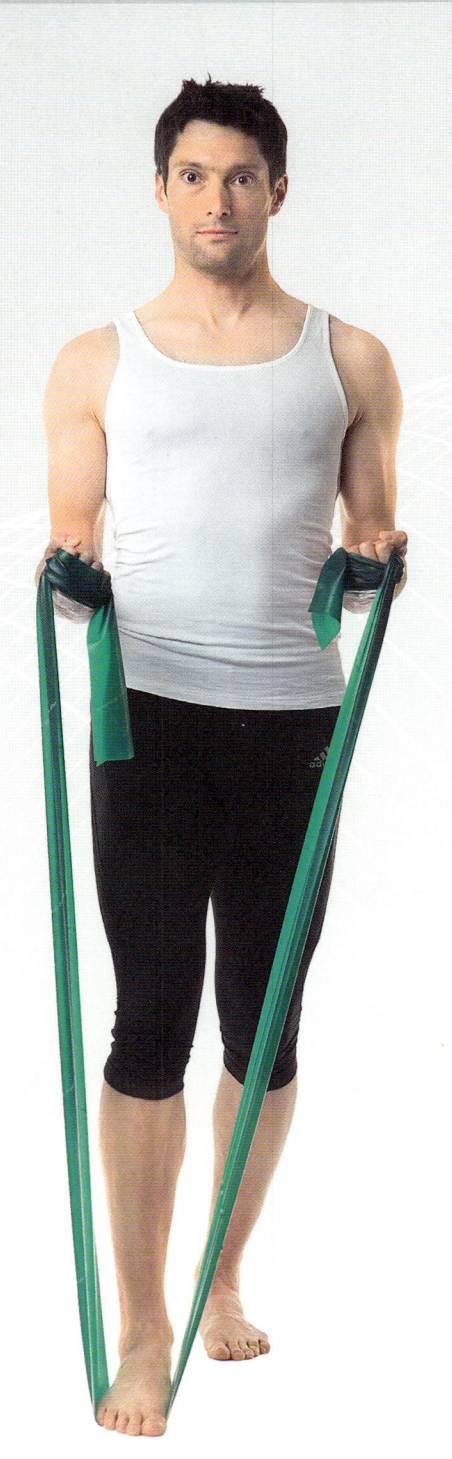
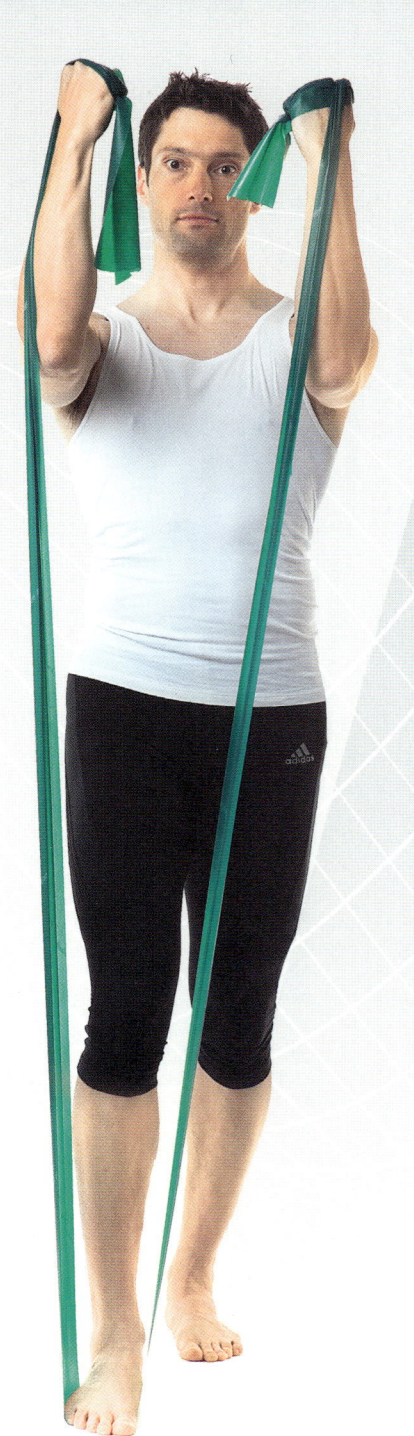

des Bizeps

K-04

Starke Arme!

Die Übung ist ein gutes Aufwärmtraining vor langen Schwimmeinheiten sowie für alle Schlag- und Wurfsportarten. Auch wer schnell in den Armen ermüdet oder viel über Kopf arbeiten muss, bekommt mit dieser Übung etwas mehr Power.

So wird's gemacht

- Schrittstellung, das vordere Knie ist leicht gebeugt und der Fuß steht auf einem Theraband. Das hintere Bein ist gestreckt. Beide Fußspitzen zeigen nach vorne, sodass das Becken parallel ist.
- Das Theraband so um beide Hände wickeln, dass die Handflächen nach oben zeigen, dabei sind die Ellenbogen eng am Körper. Oberkörper und Kopf sind aufrecht, die Schultern tief – und nicht vergessen: Den Bauch fest zur Wirbelsäule hin anspannen!
- Nun das Theraband mit beiden Händen nach oben ziehen, bis die Ellenbogen etwa auf Schulterhöhe sind.

3 Durchgänge à 10 bis 20 Wiederholungen.

Sonja's Tipp

Die Schultern bleiben unten und die Ellenbogen bleiben während der gesamten Übung im 90°-Winkel gebeugt. Den Oberkörper aufrecht lassen und nicht nach hinten neigen. Die Übung langsam ausführen und genießen!

Achtung!

Diese Übung nicht bei Schulterschmerzen oder bekanntem Impingement-Syndrom ausführen.

Kräftigung des Armbeugers (Bizeps) mit dem

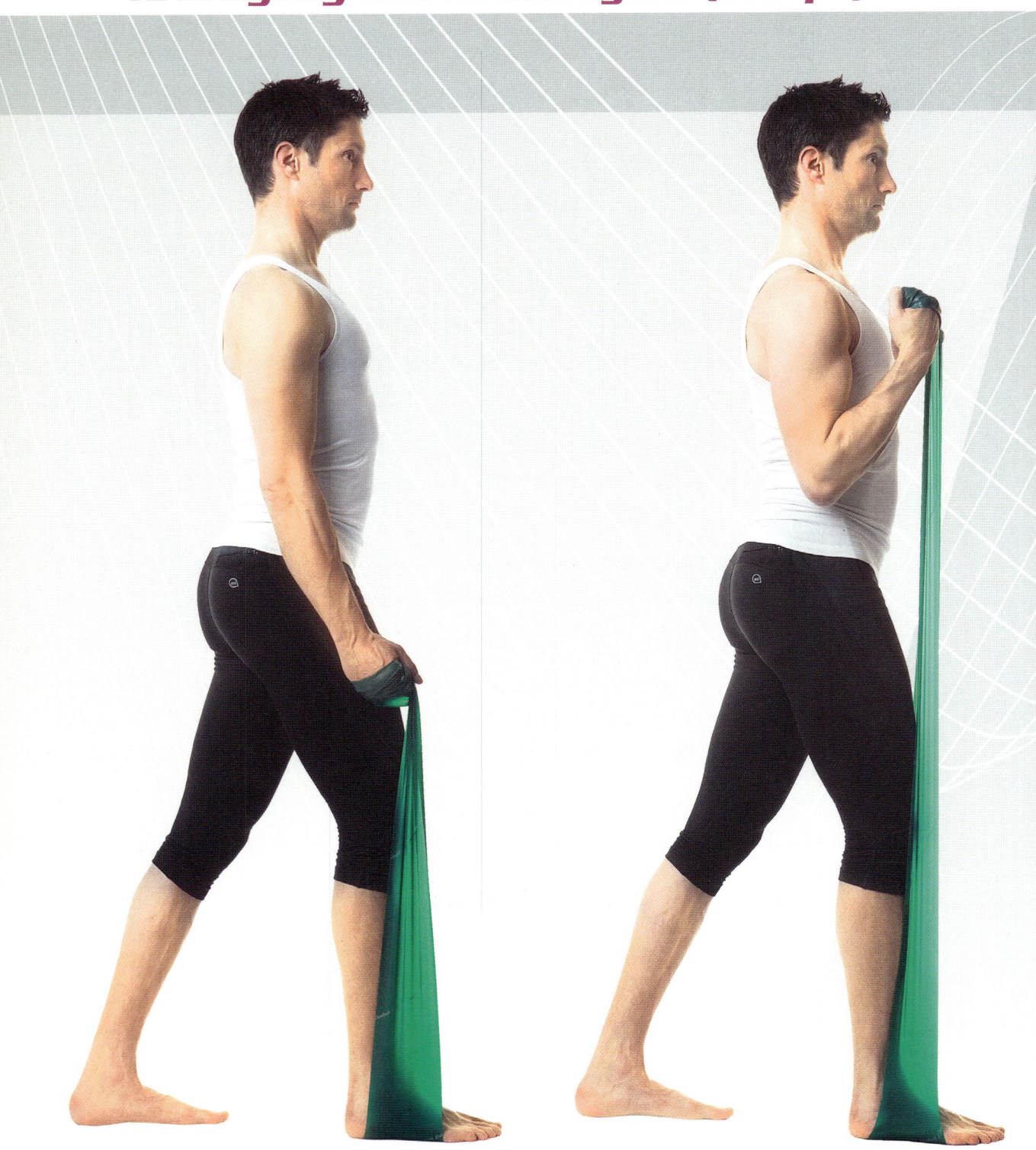

Theraband

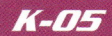

Die Lieblingsübung!

Dieser Muskel ist bei Männern und Frauen gleichermaßen beliebt.

Im Gegensatz zur vorherigen Übung ist diese bei einem Impingement-Syndrom (einem „Engpass" im Schultergelenk) sogar empfehlenswert. Der lange Bizepskopf zieht den Oberarmknochen nach unten und entlastet somit das Schultergelenk.

So wird's gemacht

- Aufrechte Haltung in Schrittstellung, das vordere Knie ist leicht gebeugt, der Fuß steht auf einem Theraband. Das hintere Bein ist gestreckt. Beide Fußspitzen zeigen nach vorne, sodass das Becken parallel ist.
- Oberkörper und Kopf sind gerade, die Oberarme und Ellenbogen liegen eng am Körper an. Das Theraband ein paarmal um die Hände wickeln, sodass bereits in der Ausgangsstellung ein leichter Zug auf dem Band ist.
- Nun beide Ellenbogen beugen und das Theraband mit den Händen in Richtung Schultergelenke ziehen. Dabei die Oberarme und Ellenbogen eng am Körper lassen und nicht mit dem Oberkörper nach hinten lehnen.

3 Durchgänge à 10 bis 20 Wiederholungen.

Sonja's Tipp

Die Übung langsam und bewusst ausführen und gerne mal die Beine wechseln.

2. Kapitel - Kräftigung

Kräftigung der hinteren Oberarmmuskulatur

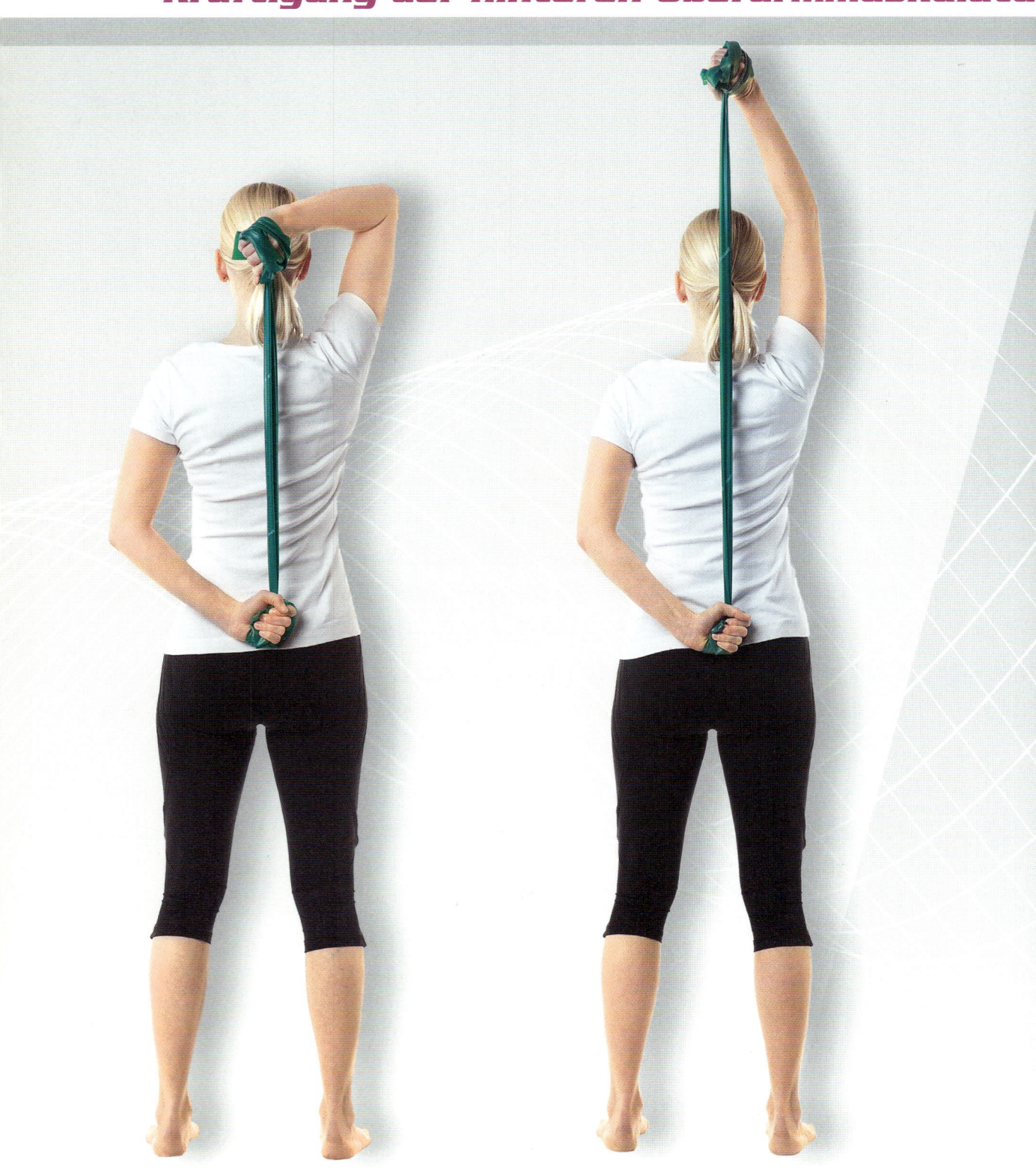

Trizeps) mit dem Theraband

K-06

Das Problem
Verlieren die Oberarme langsam etwas an Form und fühlen sich schlaff an?

Die Lösung
Mit dieser recht intensiven Übung werden die Oberarme wieder straff und bekommen mehr Spannung. Außerdem ist diese Übung toll, um mehr Power beim Tennisaufschlag und Volleyball zu bekommen.

So wird's gemacht
- Aufrechte Haltung im Stehen, die Beine sind etwa hüftbreit auseinander. Das Theraband mit einer Hand hinter dem Rücken kurz oberhalb des Gesäßes festhalten. Die andere Hand greift das Theraband von oben kommend hinter dem Kopf, dabei ist der Ellenbogen gebeugt.
- Jetzt den Ellenbogen des oberen Armes strecken und das Theraband nach oben ziehen. Der Oberarm ist dabei eng am Kopf und der Ellenbogen zeigt nach vorne.

Für jede Seite 3 Durchgänge à 10 bis 20 Wiederholungen.

Sonja's Tipp
Den Bauch fest zur Wirbelsäule hin anspannen.

Achtung!
Diese Übung nicht bei bestehendem Impingement-Syndrom ausführen, da der Trizepsmuskel den Oberarmkopf noch weiter in Richtung Schulterdach schiebt und somit die Kompression auf die Sehne verstärkt wird.

Kräftigung der hinteren Oberarmmuskulatur

Das Problem
Liegestütze sind nichts für Frauen? Von wegen!

Die Lösung
Diese Version der „rückwärtigen" Liegestütze schafft jede(r)!

So wird's gemacht
- Mit beiden Händen hinter dem Rücken auf einem fest stehenden Stuhl oder einer Bank abstützen. Die Ellenbogen strecken, die Knie und Hüften etwa 90° beugen und die Füße hüftbreit auseinander aufstellen. Oberkörper und Kopf sind gerade und die Schultern leicht nach hinten unten ziehen.
- Jetzt langsam beide Ellenbogen nach hinten beugen und mit dem Gesäß dicht an der Stuhlkante entlang nach unten gehen und wieder zurück nach oben drücken. Die Bewegung erfolgt nur aus den Ellenbogen.

3 Durchgänge à 10 bis 20 Wiederholungen.

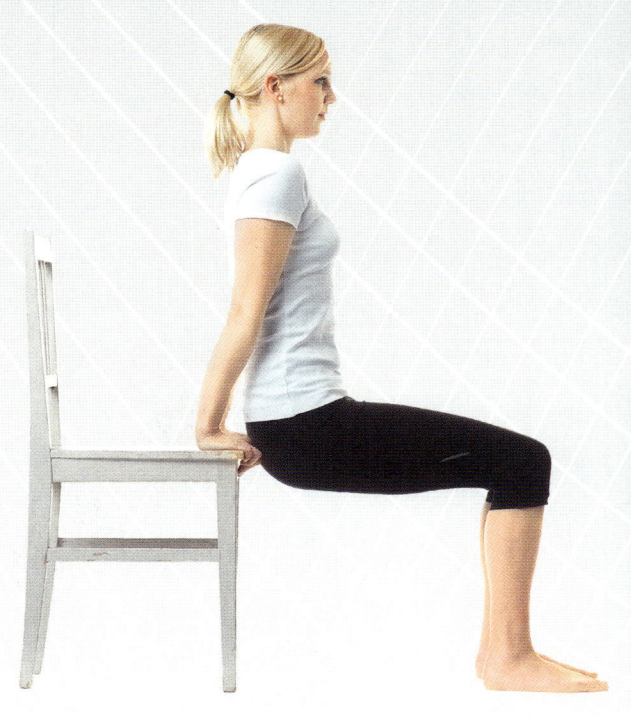
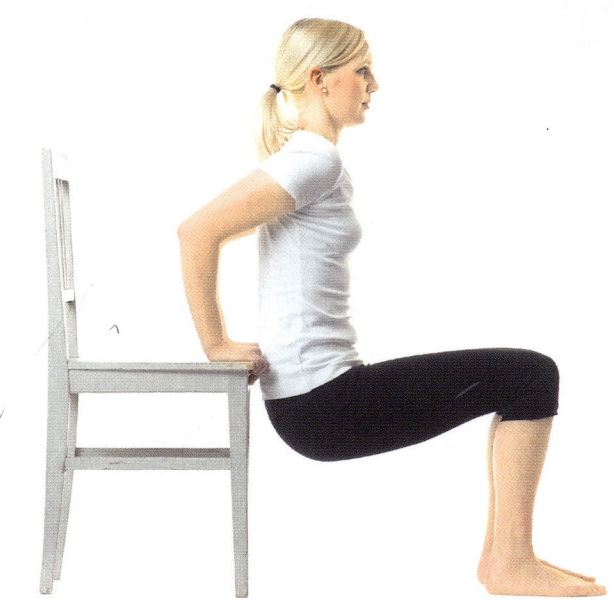

(Trizeps) K-07

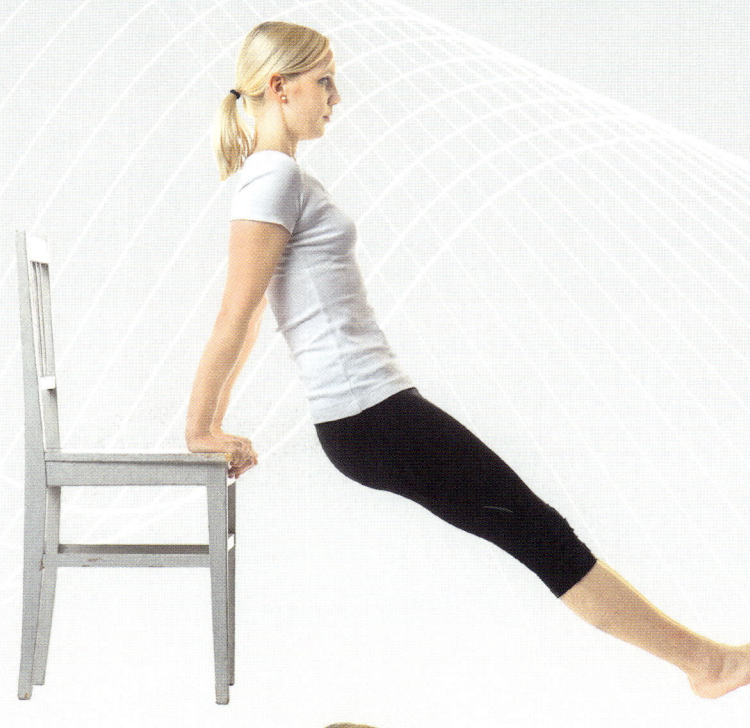

Nichts gespürt?
Beine ausstrecken und mit dem Körper eine schiefe Ebene bilden. Dann den gleichen Bewegungsablauf wiederholen.

Sonja's Tipp
Nicht im Schultergürtel einsinken und den Bauch zur Wirbelsäule hin anspannen.

Achtung!
Diese Übung nicht bei einer Instabilität der vorderen Schulter ausführen.

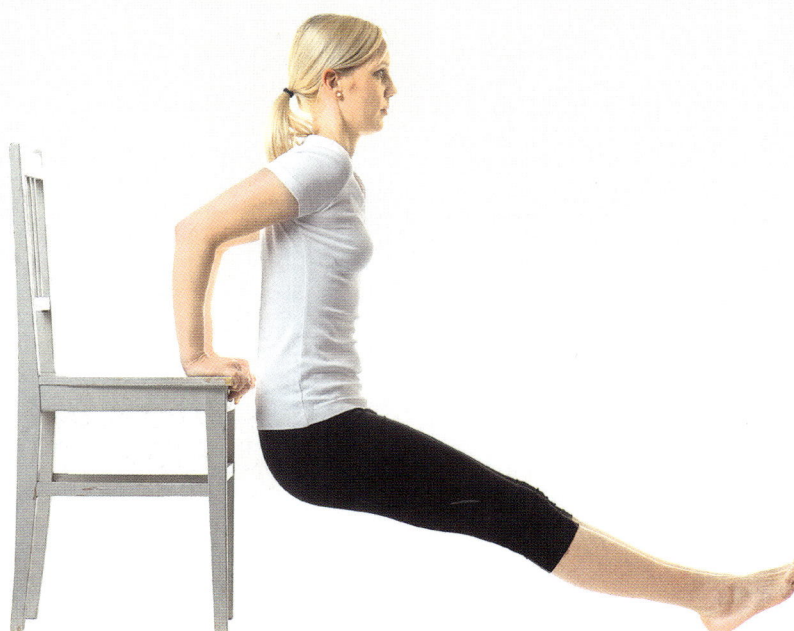

2. Kapitel - Kräftigung

Kräftigung der Brustmuskulatur und der vordere

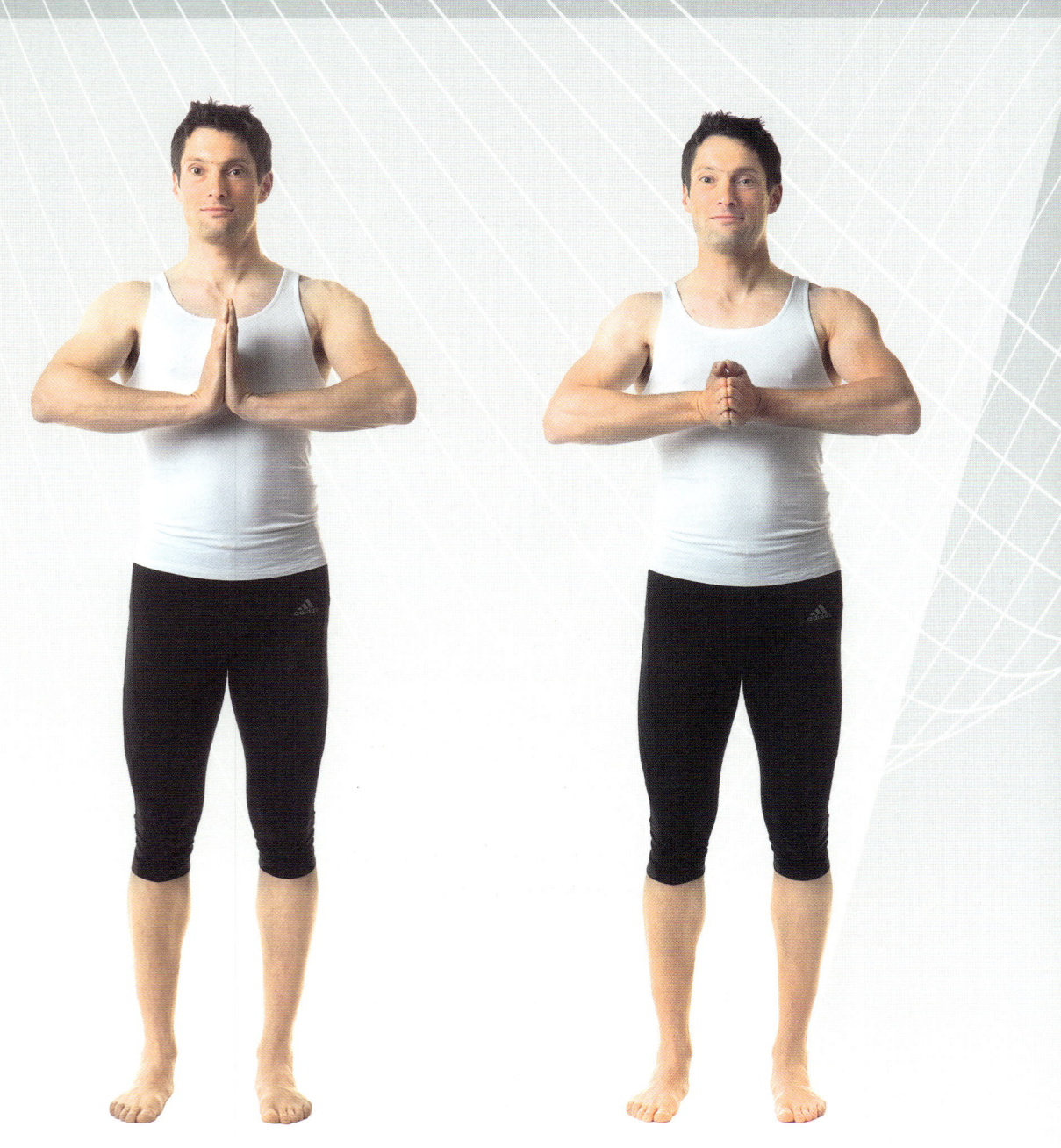

Schultermuskulatur

K-08

Statt Liegestütze
Diese Kräftigungsübung kann man auch gut am Schreibtisch sitzend machen.

So wird's gemacht
- Aufrechte Haltung im Stehen oder Sitzen. Oberkörper und Kopf sind gerade. Die Handflächen vor dem Körper auf Brusthöhe aneinanderlegen, sodass die Finger zunächst nach oben zeigen. Die Ellenbogen- und Handgelenke sind auf Schulterhöhe, die Schultern tief.
- Jetzt beide Handflächen fest aufeinanderdrücken und den Druck für ca. 10 bis 15 Sekunden halten. Die Übung wiederholen, indem die Finger nun nach vorne zeigen. Die Spannung ebenfalls für 10 bis 15 Sekunden halten.

Jeweils 5-mal für ca. 10 bis 15 Sekunden halten.

Sonja's Tipp
Schultern immer wieder bewusst nach unten ziehen.

2. Kapitel - Kräftigung

Kräftigung der Muskulatur zwischen den Schulter

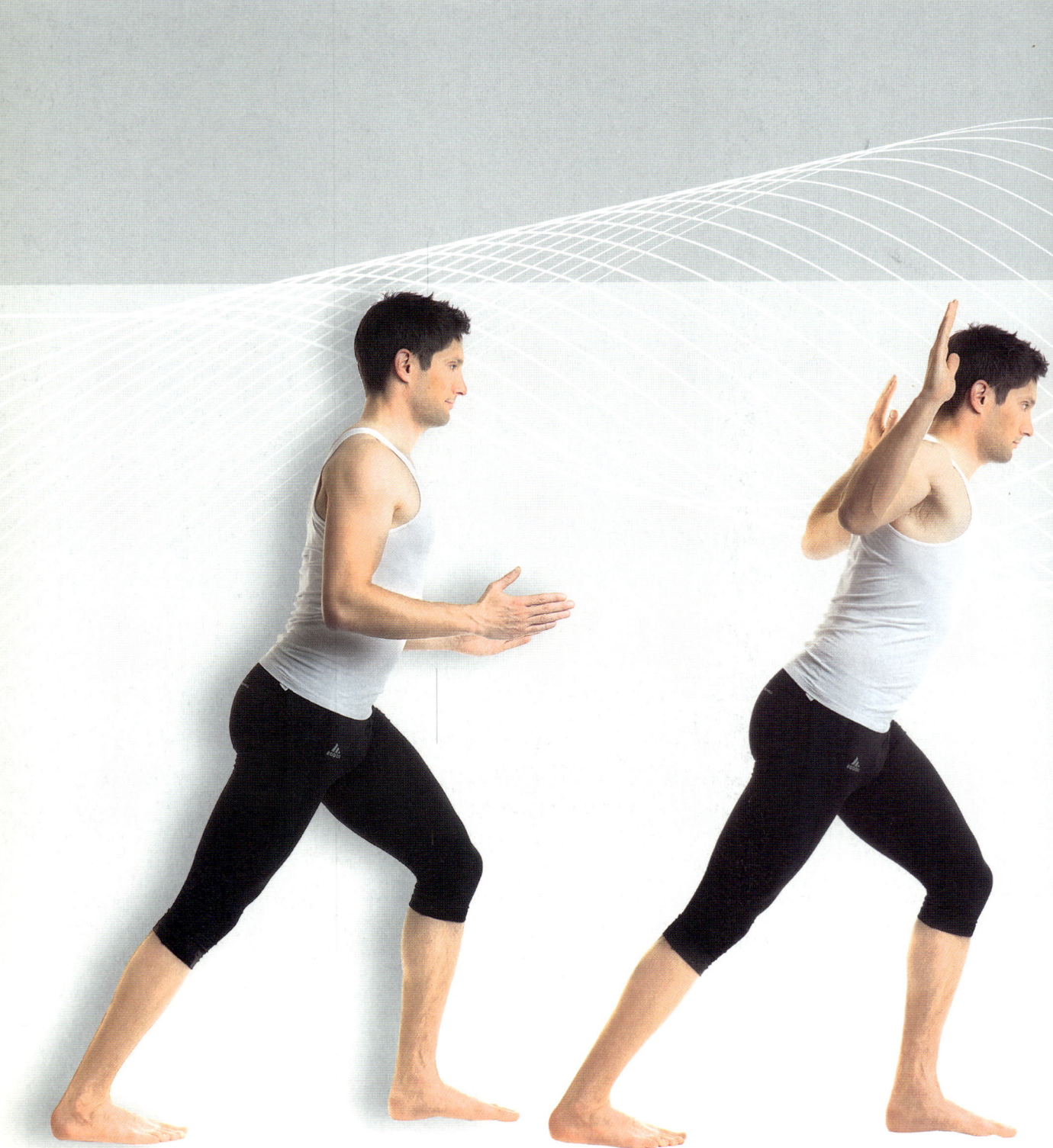

blättern   K-09

Extrem wichtig

Eine der wichtigsten Kräftigungsübungen überhaupt, da wir alle mit nach vorne gebeugtem Oberkörper und nach vorne hängenden Schultern am Schreibtisch, im Auto etc. sitzen (mal zwischendurch sich selbst beobachten!). Diese Übung bringt das Bewusstsein für die aufrechte Haltung zurück.

So wird's gemacht

- Schrittstellung, das vordere Bein ist gebeugt, das hintere Bein gestreckt. Beide Fußspitzen zeigen nach vorne, sodass das Becken parallel ist. Den Oberkörper mit geradem Rücken so weit nach vorne neigen bis dieser in Verlängerung des hinteren, gestreckten Beines steht. Das Gewicht ist dabei hauptsächlich auf dem vorderen Bein. Der Kopf ist gerade. Das Brustbein leicht anheben und die Schultern tief lassen. Die Ellenbogen im rechten Winkel beugen und vor dem Körper halten.
- Nun beide Arme nach hinten ziehen, sodass die Ellenbogen auf Schulterhöhe sind und die Unterarme nach oben zeigen, dabei die Schulterblätter bewusst zusammenziehen.

3 Durchgänge à 10 bis 20 Wiederholungen.

Sonja's Tipp

Kräftigungsübungen ohne Hilfsmittel sind effektiver, wenn die Muskulatur dabei aktiv und bewusst angespannt wird.

2. Kapitel - Kräftigung

Kräftigung der Muskulatur zwischen den Schulte[rn]

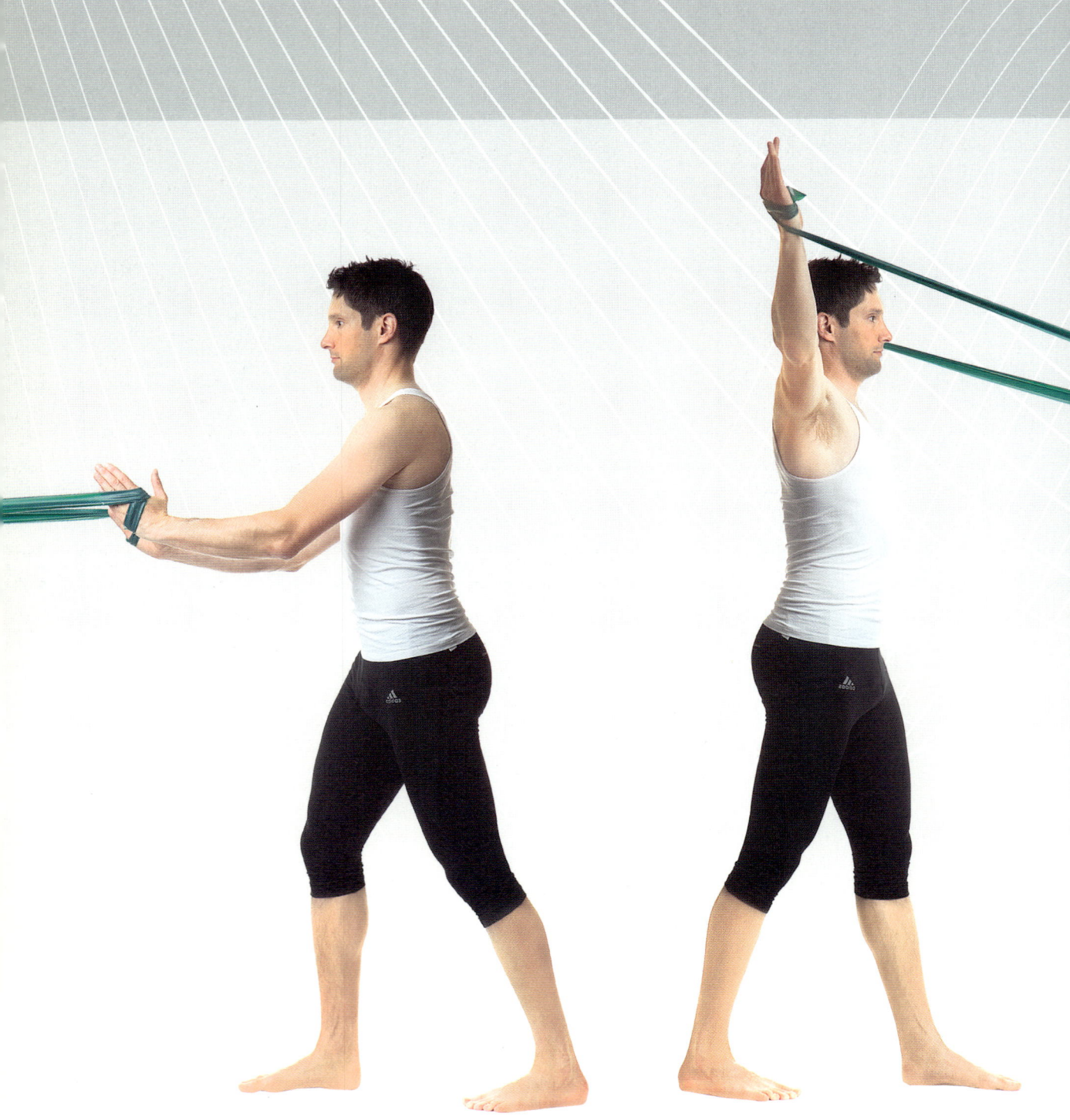

ättern mit dem Theraband K-10

Zu anspruchslos?

Die vorangegangene Übung war zu leicht? Diese Variante zeigt, dass man nicht immer schwere Gewichte stemmen muss, um eine Muskelgruppe effektiv zu trainieren.

So wird's gemacht

- Aufrechte Haltung in Schrittstellung, das vordere Bein ist gebeugt, das hintere gestreckt. Beide Fußspitzen zeigen nach vorne, sodass das Becken parallel ist. Das Körpergewicht etwas auf das vordere Bein verlagern. Die Arme leicht gebeugt vor dem Körper halten und mit beiden Händen die Enden des Therabandes umwickeln, sodass die Handrücken nach außen bzw. hinten zeigen und die Hände während der gesamten Übung offen bleiben. Der Zug des Therabandes kommt von vorne. (Das Theraband z. B. um eine Türklinke wickeln und dann die Türe schließen, sodass es sich nicht löst, wenn man daran zieht.)
- Jetzt die Arme zurückziehen, sodass die Ellenbogen auf Schulterhöhe sind und die Unterarme senkrecht nach oben zeigen. Dabei darauf achten, dass der Bauch fest angespannt ist und die Schultern nicht hochgezogen werden.

3 Durchgänge à 10 bis 20 Wiederholungen.

Sonja's Tipp

Die Übung kann variiert werden, indem die Winkelstellung in den Ellenbogen verändert wird und die Arme mal höher, mal flacher zurückgezogen werden.

2. Kapitel - Kräftigung

Kräftigung der Muskulatur zwischen den Schulter

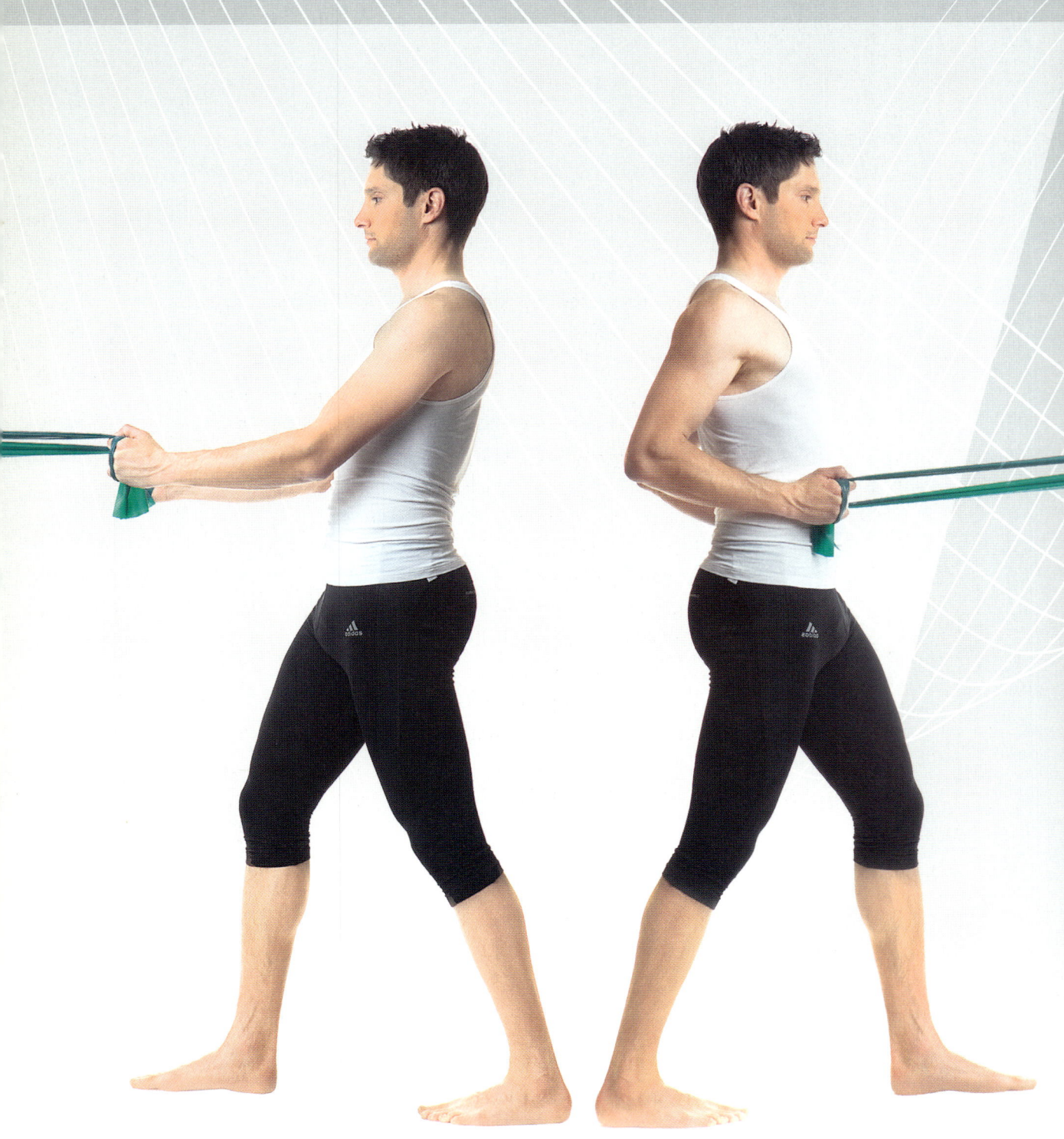

blättern und der hinteren Oberarmmuskulatur

K-11

Ergänzung zu K-09 und K-10
Auch diese Übung bewirkt eine aufrechte Haltung und hilft, diese bewusst zu machen.

So wird's gemacht
- Aufrechte Haltung in Schrittstellung. Das vordere Bein ist leicht gebeugt, das hintere Bein gestreckt. Beide Fußspitzen zeigen nach vorne, sodass das Becken parallel ist.
- Die Arme leicht gebeugt vor dem Körper halten und mit beiden Händen die Enden des Therabandes umgreifen. Dieses Mal die Hände zu Fäusten ballen. Der Zug des Therabandes kommt von vorne.
- Jetzt das Theraband mit beiden Händen seitlich am Oberkörper vorbeiziehen, dabei die Ellenbogen beugen und die Schulterblätter bewusst zusammenziehen. Dann langsam zurück in die Ausgangsstellung gehen, ohne die Spannung des Therabandes komplett zu verlieren.

3 Durchgänge à 10 bis 20 Wiederholungen.

Sonja's Tipp
Diese Übung birgt wieder eine „Hohlkreuzgefahr". Deshalb den Bauch fest zur Wirbelsäule hin anspannen. Den Kopf gerade halten und die Schultern tief lassen.

Kräftigung der unteren Bauchmuskulatur

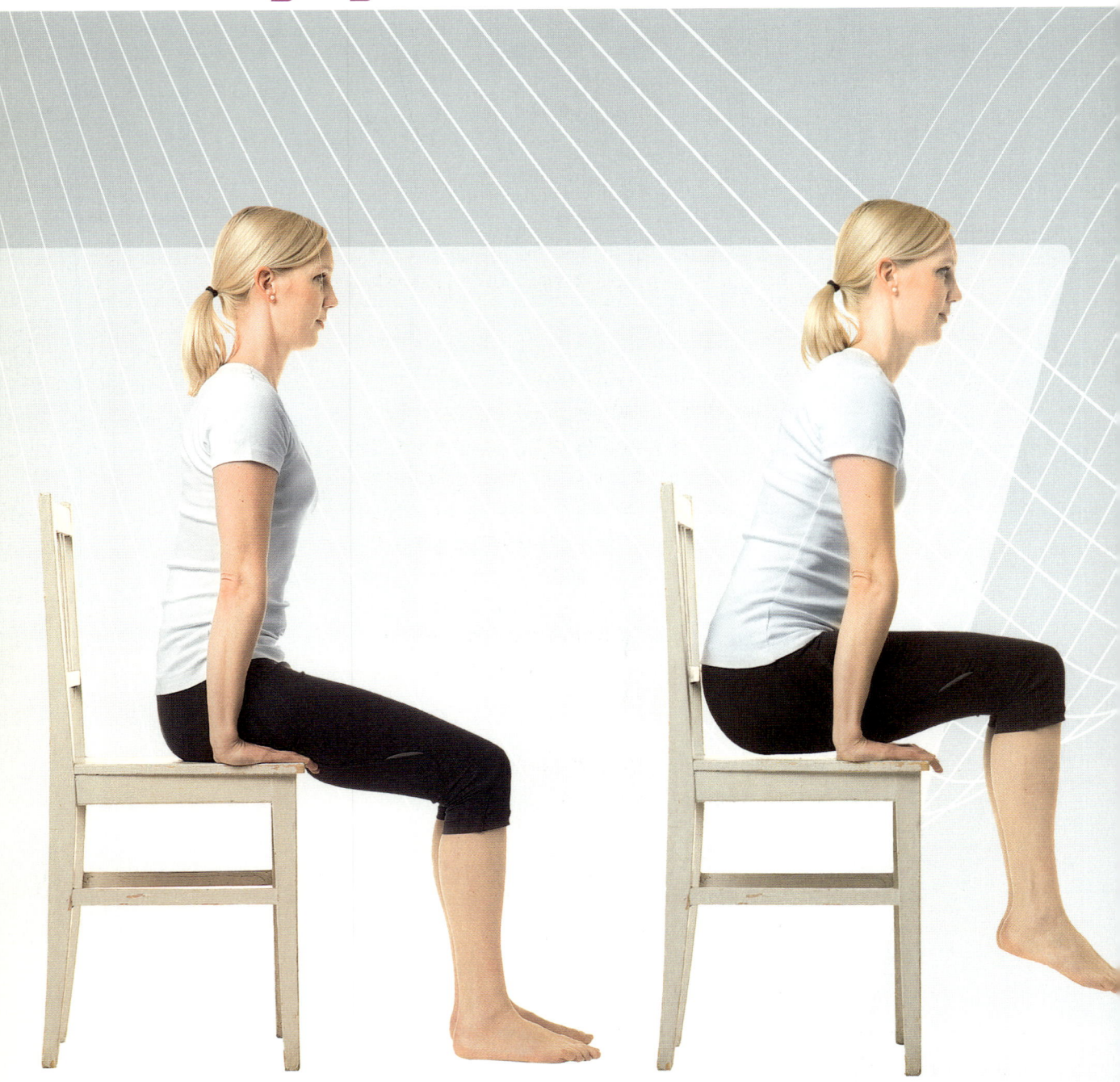

Sitzen

K-12

Starker Rumpf

Eine tolle Kräftigungsübung für die untere Bauchmuskulatur, die sich auf jedem fest stehenden Bürostuhl ausführen lässt.

So wird's gemacht

- Aufrechter Sitz auf einem fest stehenden Stuhl, einer Bank oder auf einem Tisch. Die Beine sind etwa hüftbreit auseinander und die Knie- und Hüftgelenke möglichst 90° gebeugt. Oberkörper und Kopf sind gerade. Die Hände seitlich neben dem Gesäß aufstützen, sodass die Finger nach vorne zeigen.
- Jetzt von den Händen nach oben wegdrücken und das Gesäß anheben bzw. entlasten, dabei den Oberkörper möglichst aufrecht lassen und im Schultergürtel nicht einsinken.

3 bis 4 Durchgänge und die Spannung für ca. 10 bis 15 Sekunden halten.

Nichts gespürt?

Dann versuchen, beide Beine langsam auszustrecken, während das Gesäß angehoben ist.

Sonja's Tipp

Diese Kräftigung erfordert etwas Übung. Nicht verzagen, wenn das Gesäß sich anfangs keinen Millimeter von der Sitzfläche abhebt!

2. Kapitel - Kräftigung

Kräftigung der unteren Bauchmuskulatur mit dem

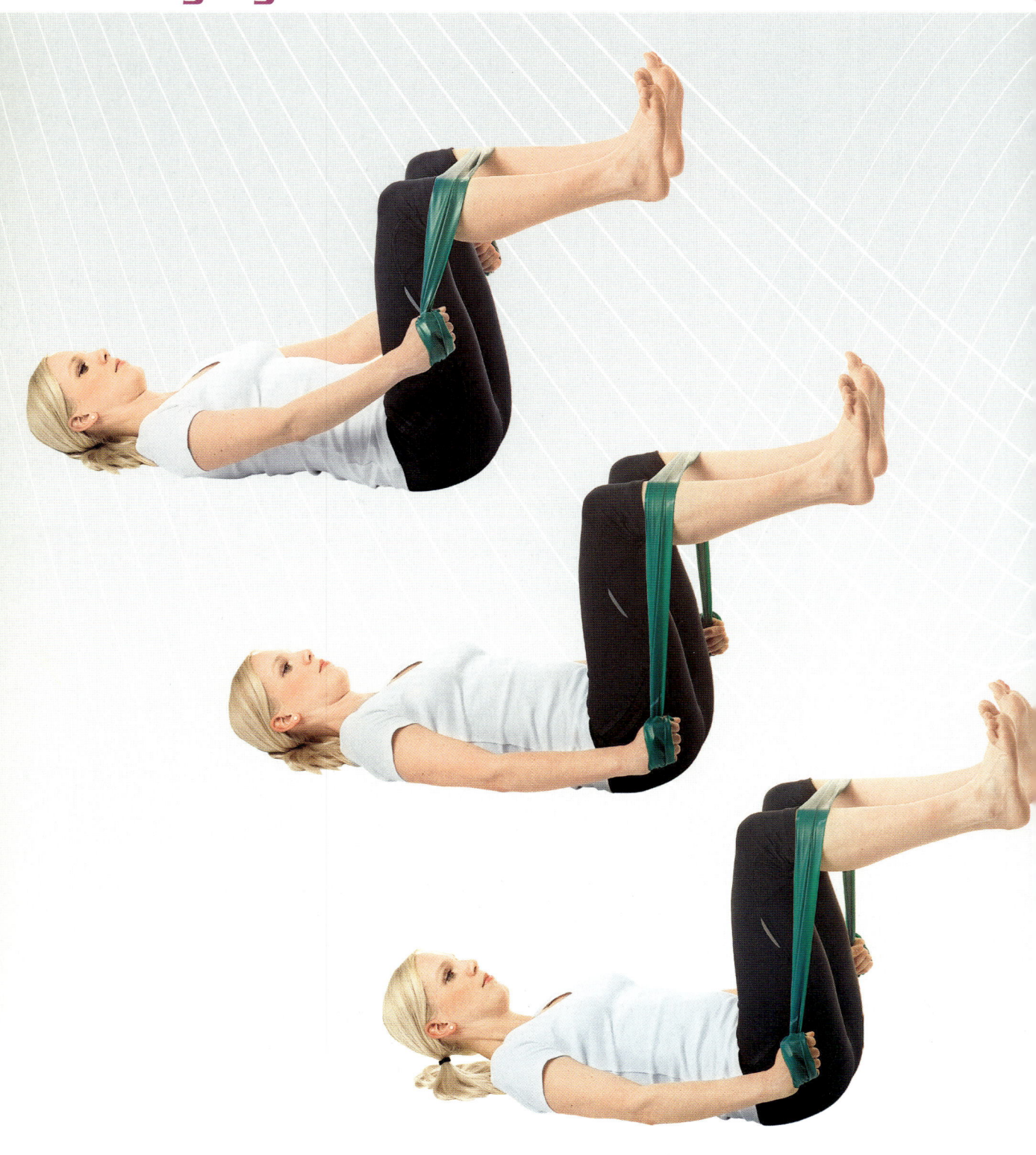

Theraband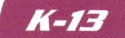

Tolle Bauchmuskelübung

Sie trainiert den tiefen Bauchmuskel, der wichtig ist, um die Wirbelsäule von vorne zu stützen. Sieht harmlos aus, hat es aber in sich. Die Übung ist außerdem besonders geeignet für alle, die einen sogenannten Gleitwirbel haben.

So wird's gemacht

- Auf den Rücken legen und die Beine in den Hüften und Knien etwa 90° beugen und leicht geöffnet halten. Die Fußspitzen zur Nase ziehen.
- Das Theraband kurz unterhalb der Knie quer über die Unterschenkel legen und mit beiden Händen rechts und links umfassen, sodass ein leichter Zug auf dem Band ist. Den Kopf gerade halten, die Schultern am Boden lassen.
- Zur Kräftigung der geraden Bauchmuskulatur das Theraband mit beiden Händen gleichzeitig nach unten in Richtung Boden ziehen, kurz halten, dann langsam wieder zurück in die Ausgangsstellung gehen, dabei jedoch die Spannung auf dem Band nie ganz verlieren.
- Zur Kräftigung der schrägen Bauchmuskulatur das Therabend abwechselnd mit der rechten, dann mit der linken Hand nach unten ziehen. Auch hierbei die Spannung auf dem Band während der gesamten Übung beibehalten.

3 Durchgänge à 10 bis 20 Wiederholungen.

Nichts gespürt?

Den Kopf etwas vom Boden anheben, dabei das Kinn leicht zum Kehlkopf anziehen.

Sonja's Tipp

Diese Übung unbedingt langsam und ohne Schwung ausführen. Nur so wird die untere Bauchmuskulatur effektiv trainiert.

Achtung!

Bei Schmerzen oder Beschwerden in der Halswirbelsäule den Kopf unbedingt am Boden liegen lassen und eventuell mit einem Kissen unterstützen.

Dynamische Kräftigung der Bauchmuskulatur aus

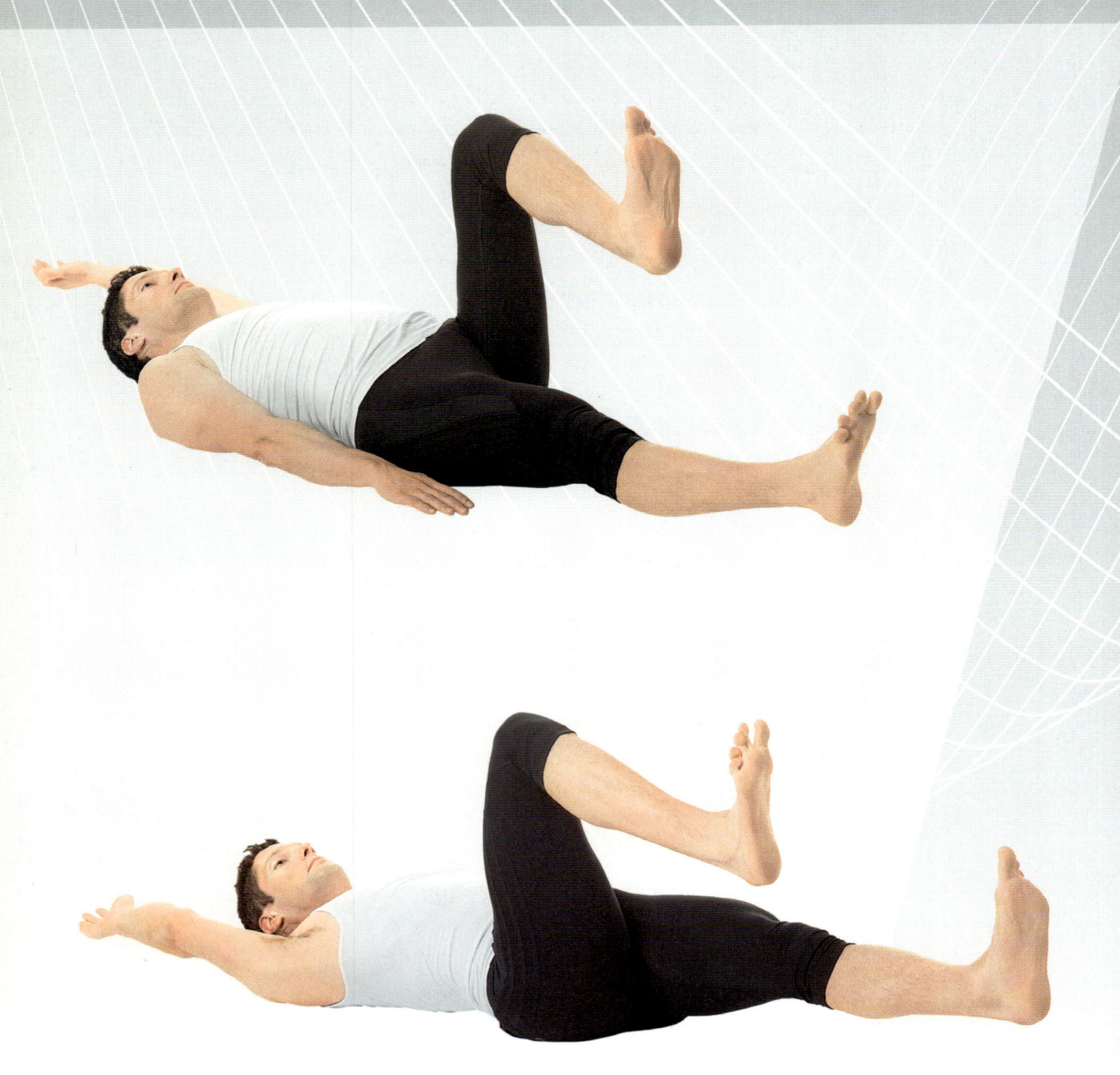

der Rückenlage

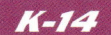

Zu langweilig?
Für alle, die etwas Abwechslung in ihr bisheriges Bauchmuskeltraining bringen wollen.

So wird's gemacht
- Auf den Rücken legen und ein Bein lang am Boden ausstrecken. Den Arm der gleichen Seite ebenfalls ausgestreckt neben dem Körper ablegen. Das andere Bein in Knie- und Hüftgelenk 90° beugen und den Arm dieser Seite lang über den Kopf ausstrecken. Den Bauchnabel fest zur Wirbelsäule hin anspannen.
- Jetzt den Kopf etwas anheben, das Kinn dabei zum Kehlkopf ziehen und beide Arme und Beine jeweils in die gegenläufige Position führen. Weder die Arme noch die Beine berühren dabei den Boden.

3 Durchgänge à 20 Wiederholungen.

Sonja's Tipp
Bei Beschwerden in der Halswirbelsäule, den Kopf nicht anheben und eventuell mit einem kleinen Kissen unterstützen.

Achtung!
Wer die Spannung in der Bauchmuskulatur nicht halten kann, streckt Arme und Beine zunächst nur so weit aus, bis die Lendenwirbelsäule anfängt, sich vom Boden zu lösen, und ein „Hohlkreuz" entsteht. Gegebenenfalls diese Übung vor der Durchführung mit einem Trainer oder Therapeuten durchsprechen.

Kräftigung der vorderen Rumpfmuskulatur, insbe

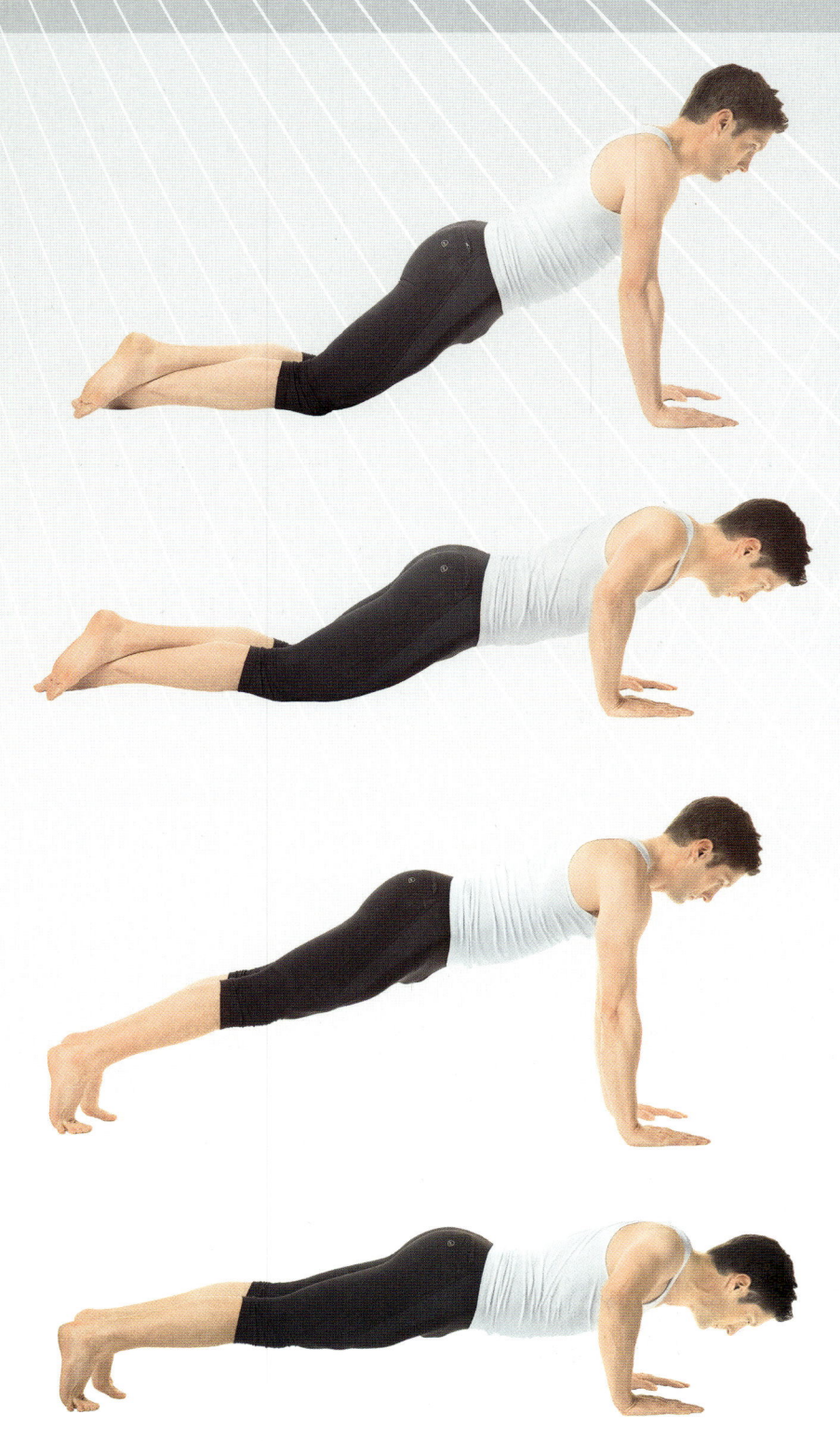

sondere des großen Brustmuskels `K-15`

Liegestütze

Jeder kennt sie und nicht selten bricht bei dieser Übung unter Männern ein regelrechter Wettkampf aus – die Liegestütze. Hier ein paar Varianten von leicht bis schwer, für Einsteiger und Cracks.

So wird's gemacht

- Für Einsteiger, Schwangere, bei Bandscheiben- bzw. Rückenbeschwerden etc. in der vereinfachten Liegestützposition beginnen, d. h. auf den Knien. Die Füße, Unterschenkel locker übereinanderschlagen und die Hände senkrecht unter den Schultern positionieren. Der Körper bildet von den Schultern bis zu den Knien eine Linie. Die Arme sind gestreckt, der Kopf ist in Verlängerung der Wirbelsäule und der Bauch ist leicht angespannt, sodass die Lendenwirbelsäule nicht durchhängt.
- Jetzt die Arme seitlich beugen, die Ellenbogen zeigen nach außen und den Körper mit dem Brustbein voran in Richtung Boden bewegen und wieder hochdrücken. Dabei muss die Spannung im Rumpf, vor allem aber in der Bauchmuskulatur unbedingt beibehalten werden.

3 Durchgänge à 10 bis 20 Wiederholungen.

Nichts gespürt?

Die Übung wie oben beschrieben mit gestreckten Beinen ausführen. Dabei sind die Fußspitzen aufgestellt und die Beine etwa hüftbreit geöffnet.

Sonja's Tipp

Statt die Arme nach außen zu beugen, können die Ellenbogen auch seitlich ganz eng am Körper vorbeigeführt werden. Beim sogenannten „Trizeps-Liegestütz" unbedingt nur so weit nach unten in die Liegestützposition gehen, wie die Spannung im Rumpf beim Hochdrücken noch beibehalten werden kann.

Achtung!

Nicht im Schultergürtel einsinken!

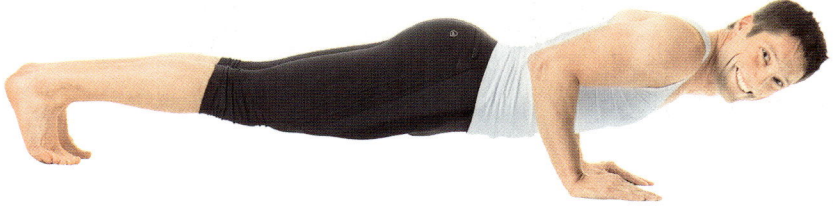

Kräftigung der Rumpf- und Bauchmuskulatur

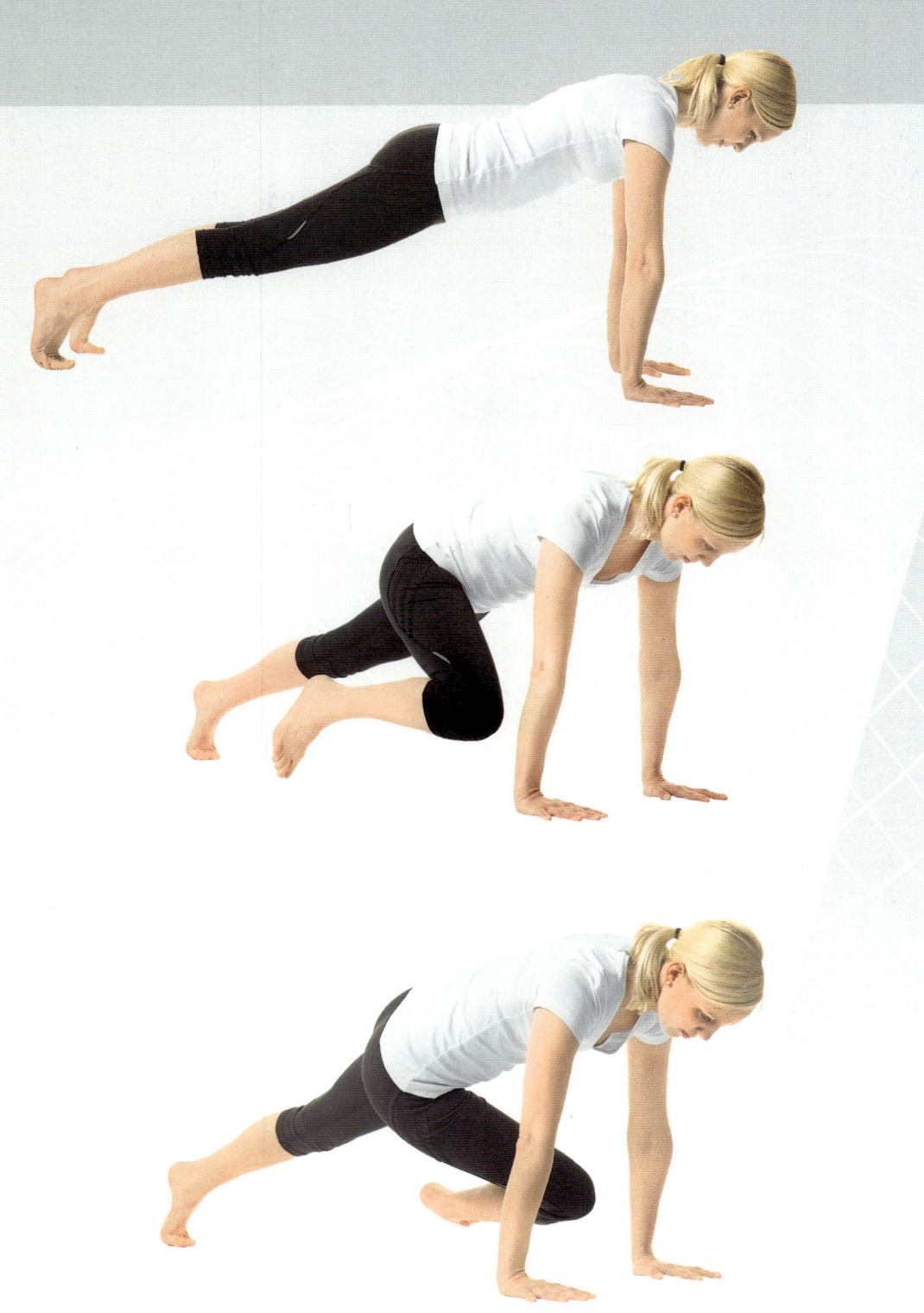

K-16

Für Fortgeschrittene

Diese Übung gehört sicherlich zur Königsdisziplin und setzt bereits eine gute Rumpfmuskulatur voraus. Für Einsteiger ist diese Übung nicht geeignet!

So wird's gemacht

- Ausgangsposition ist die sogenannte „schiefe Ebene", d. h. die Handgelenke befinden sich senkrecht unter den Schultergelenken, die Ellenbogen sind gestreckt. Die Beine sind ebenfalls gesteckt und etwas weiter als hüftbreit auseinander, die Fußspitzen sind aufgestellt. Der Kopf bildet die Verlängerung der Wirbelsäule und der Bauch ist angespannt, damit die Lendenwirbelsäule nicht durchhängt. Der gesamte Körper bildet eine Linie bzw. eine „schiefe Ebene" von den Schultern bis zu den Füßen.
- Zur Kräftigung der geraden Bauchmuskulatur abwechselnd das rechte Knie zum rechten Arm, dann das linke Knie zum linken Arm führen.
- Für die schräge Bauchmuskulatur das reche Knie diagonal zum linken Arm führen und umgekehrt.

Je 3 Durchgänge à 10 bis 20 Wiederholungen.

Sonja's Tipp

Nicht im Schultergürtel einsinken und den Bauch während der gesamten Übung fest zur Wirbelsäule hin anspannen. Den Kopf nicht hängen lassen.

Kräftigung der Rückenmuskulatur

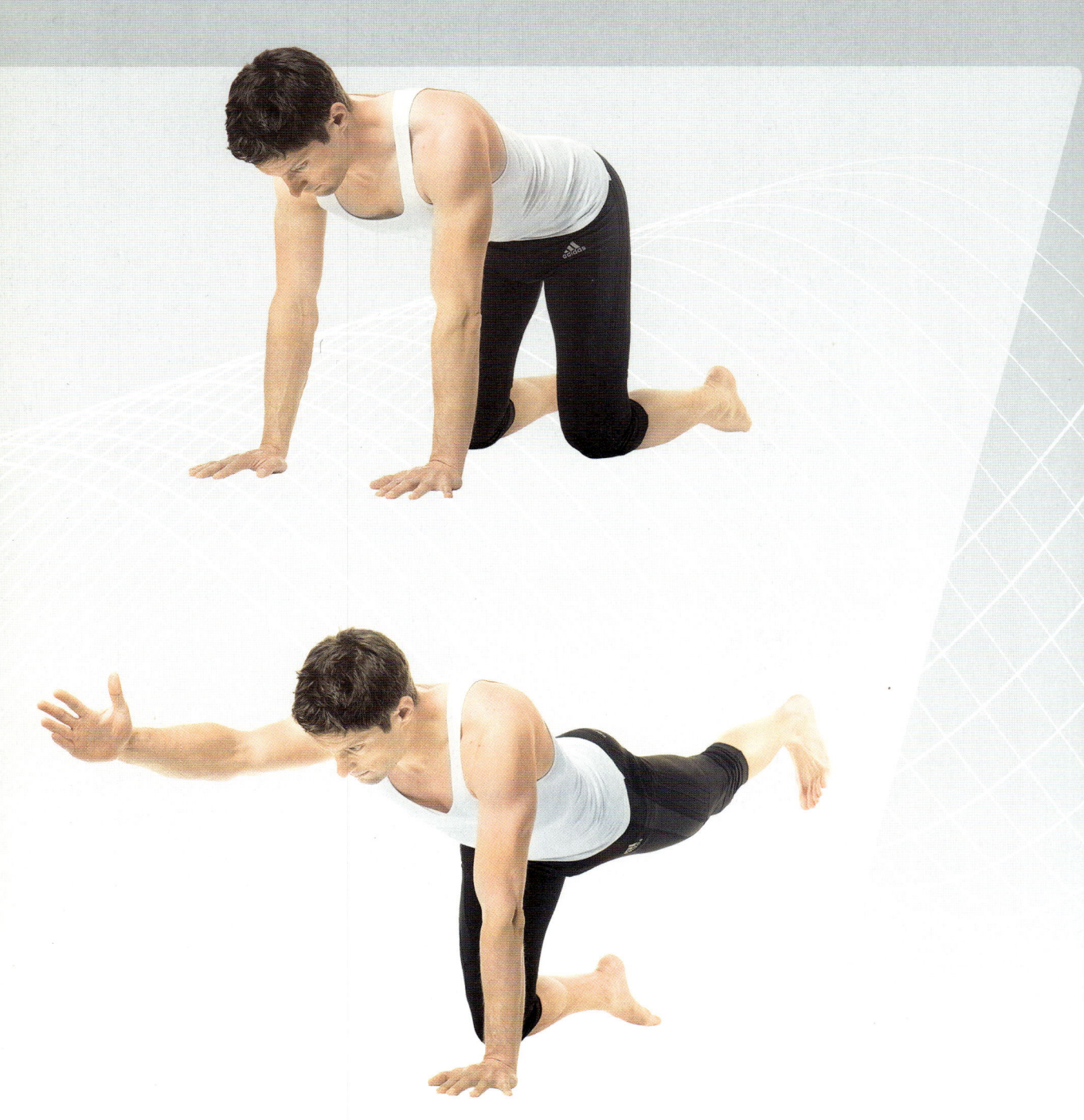

Einfach Besser Bewegen

K-17

Starker Rücken

Hier ist es empfehlenswert, die Übung zunächst vor einem Spiegel oder mit einer zweiten Person durchzuführen. So kann sichergestellt werden, dass der Rücken gerade ist und die Übung korrekt ausgeführt wird.

So wird's gemacht

- Im Vierfüßlerstand beginnen, d. h. die Knie sind senkrecht unter den Hüftgelenken, die Hände senkrecht unter den Schultern. Den Bauch etwas zur Wirbelsäule hin anspannen, sodass der Rücken gerade ist (Kontrolle im Spiegel oder mithilfe der zweiten Person). Der Kopf ist in Verlängerung der Wirbelsäule, sodass die Nasenspitze senkrecht zum Boden zeigt.
- Jetzt ein Bein gestreckt anheben, sodass der Oberkörper und das Bein eine Linie bilden. Dabei ist die Fußspitze angezogen und zeigt senkrecht zum Boden. Nun den Arm der Gegenseite ebenfalls gestreckt anheben, der Daumen zeigt dabei zur Decke.

5-mal pro Seite und für ca. 10 Sekunden halten.

Sonja's Tipp

Nicht im Schultergürtel einsinken und darauf achten, dass das Becken parallel bleibt.

2. Kapitel - Kräftigung

Kräftigung der unteren Bauch- un[d]

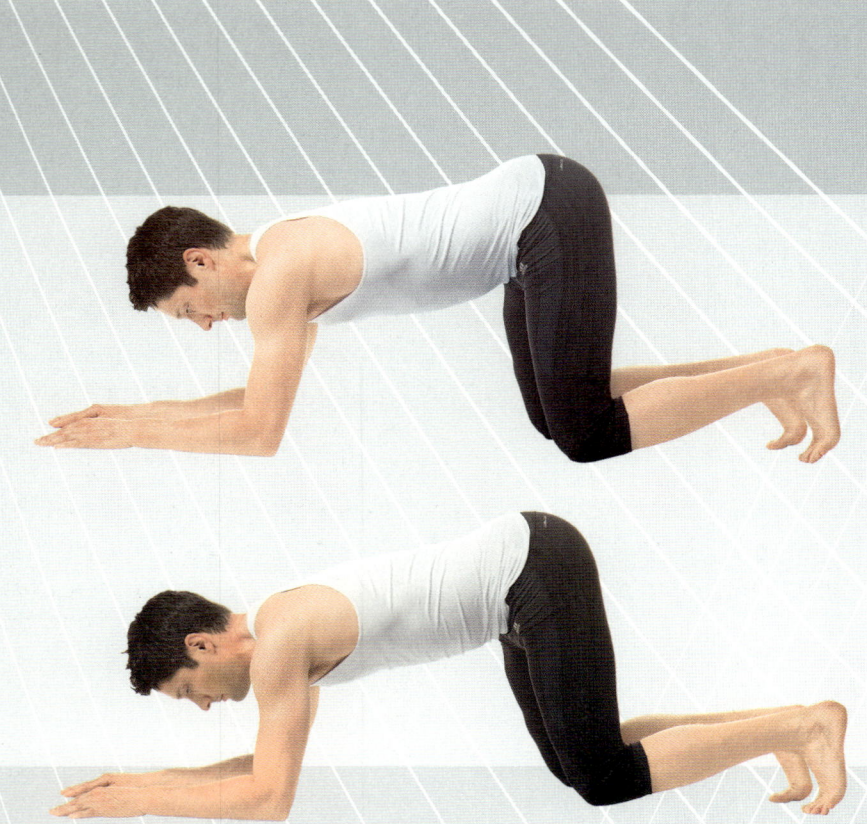

6-mal für ca. 10 bis 20 Sekunden halten.

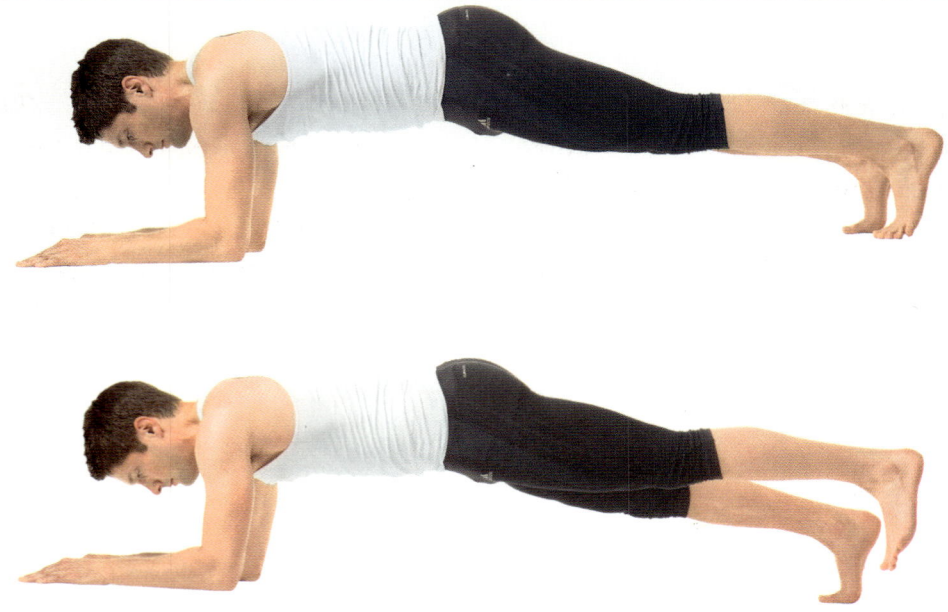

Rückenmuskulatur K-18

Das Problem
Zu lange am Schreibtisch oder im Auto gesessen? Spannungskopfschmerzen oder einfach total gestresst?

Die Lösung
Eine super Übung, die Rücken und Bauch gleichermaßen trainiert. Wer kein gutes Körpergefühl hat, sollte diese Übung unbedingt vor einem Spiegel oder mithilfe eines Partners ausführen.

So wird's gemacht
- Im abgewandelten Vierfüßlerstand beginnen. Dabei sind die Ellenbogen senkrecht unter den Schultern, die Unterarme und Hände liegen flach am Boden auf. Die Knie sind senkrecht unter den Hüftgelenken und die Zehenspitzen sind aufgestellt. Der Kopf befindet sich in Verlängerung der Wirbelsäule und der Bauchnabel ist leicht zur Wirbelsäule hin angespannt.
- Jetzt beide Knie ca. 1 cm vom Boden anheben, dabei die Fußspitzen fest in den Boden drücken und nicht im Schultergürtel einsinken.

Nichts gespürt?
Die Beine ausstrecken, sodass der Körper eine Linie von den Schultern bis zu den Füßen bildet. Zusätzlich können die Beine abwechselnd gestreckt vom Boden angehoben werden.

Sonja's Tipp
Für die gesteigerte Variante ist eine gute Bauchmuskelspannung Voraussetzung, da es sonst zu Beschwerden in der Lendenwirbelsäule kommen kann. Bei bekannten Bandscheibenproblemen in der Lendenwirbelsäule sollte die Übung nur im kurzen Hebel, d. h. mit gebeugten Beinen ausgeführt werden.

Kräftigung der schrägen Bauchmuskulatur und der

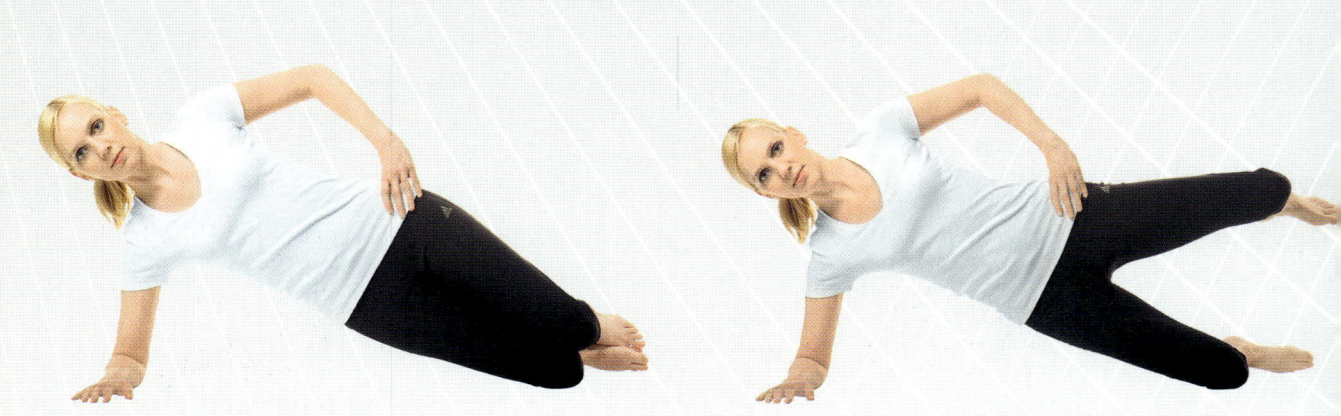

Noch mehr Bauchmuskeltraining

Wie auch bei der Übung zuvor ist bei dieser Übung ein gutes Körpergefühl wichtig für eine korrekte Ausführung.

So wird's gemacht

- In Seitenlage mit angewinkelten Knien beginnen. Der Ellenbogen des unten liegenden Armes ist senkrecht unter der Schulter, Unterarm und Handfläche liegen flach am Boden auf und zeigen nach vorne. Der Oberkörper und die Oberschenkel bilden eine Linie, den Bauchnabel etwas in Richtung Wirbelsäule ansaugen.
- Jetzt mit der freien Hand vor dem Körper abstützen und das Becken nach oben anheben, sodass der Körper eine Linie von den Knien bis zu den Schultern bildet. Dann die freie Hand vom Boden lösen und am Körper anlegen oder in der Taille abstützen. Der Kopf schaut nach vorne.

Pro Seite 3 bis 4 Durchgänge, Anspannung für ca. 20 bis 30 Sekunden halten.

seitlichen Rumpfmuskulatur — K-19

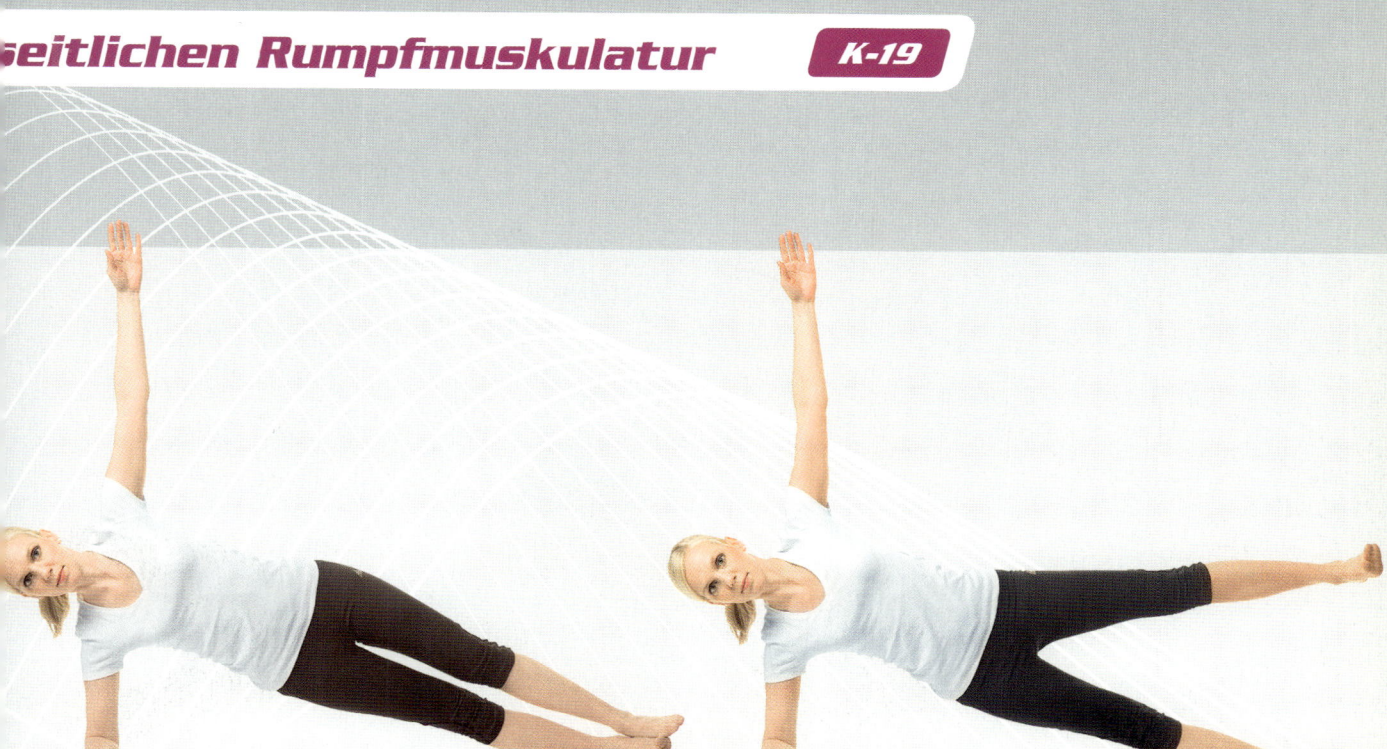

Nichts gespürt?
Die Übung kann auch mit gestreckten Beinen ausgeführt werden. Dabei eventuell noch den oberen Arm und/oder das obere Bein anheben.

Sonja's Tipp
Diese Übung hat zahlreiche Steigerungs- und Variationsmöglichkeiten. Der Fantasie sind hier keine Grenzen gesetzt. Wichtig ist nur, dass eine gute Körperspannung beibehalten wird.

2. Kapitel - Kräftigung

Kräftigung der unteren Rücken- und

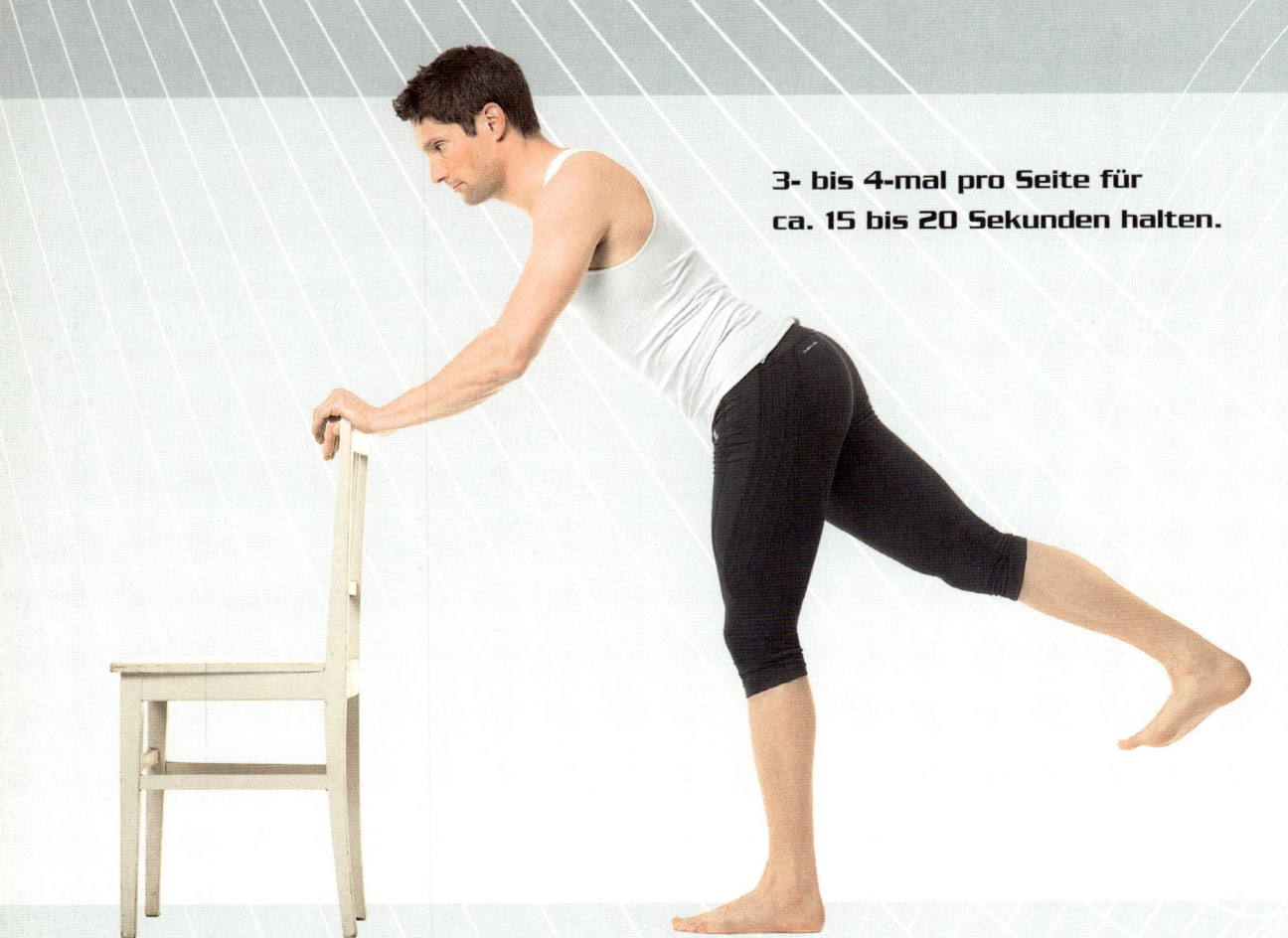

3- bis 4-mal pro Seite für ca. 15 bis 20 Sekunden halten.

„Hexenschuss"

Ein starker Rücken ist wichtig. So kann dem Volksleiden „Hexenschuss" entgegengewirkt werden. Diese Übung lässt sich problemlos im Büro durchführen und ist außerdem eine tolle Vorbereitung vor dem Joggen, um eine gewisse Spannung im Rumpf aufzubauen.

So wird's gemacht

- Aufrechte Haltung im Stehen vor einem Stuhl oder Tisch. Beide Hände zur Stabilisation locker auf der Stuhllehne oder Tischkante ablegen. Den Bauch etwas zur Wirbelsäule hin anspannen und den Oberkörper gerade nach vorne neigen. Dabei ein Bein gestreckt nach hinten anheben, sodass die Fußspitze zum Boden zeigt. Das Standbein ist im Knie leicht gebeugt, der Kopf befindet sich in Verlängerung der Wirbelsäule. Idealerweise

Gesäßmuskulatur K-20

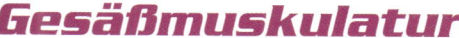

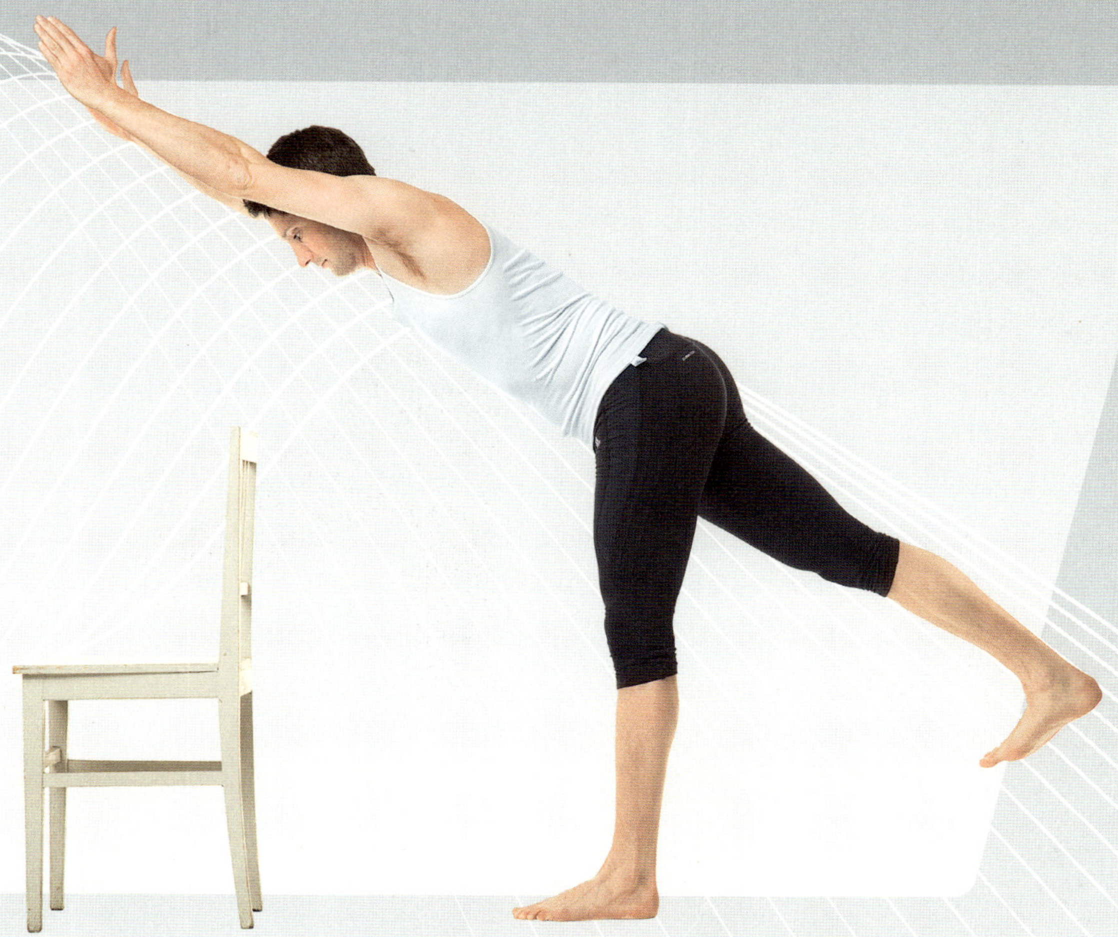

bilden der Oberkörper und das hintere gestreckte Bein eine waagerechte Linie.
- Allein das Bein in dieser Position zu halten, kräftigt bereits den unteren Rücken- und Gesäßmuskel.

Nichts gespürt?
Beide Hände von der Stuhllehne oder Tischkante lösen und die Arme lang nach vorne ausstrecken, dabei die Schultern nicht hochziehen.

Sonja's Tipp
Wichtig ist, dass bei dieser Übung das Becken nicht aufgedreht wird, sondern beide Hüftknochen parallel zum Boden zeigen. Die Hüfte des angehobenen Beines muss daher etwas nach innen gedreht werden, sodass die Fußspitze senkrecht nach unten zeigt.

Kräftigung der Gesäßmuskulatur

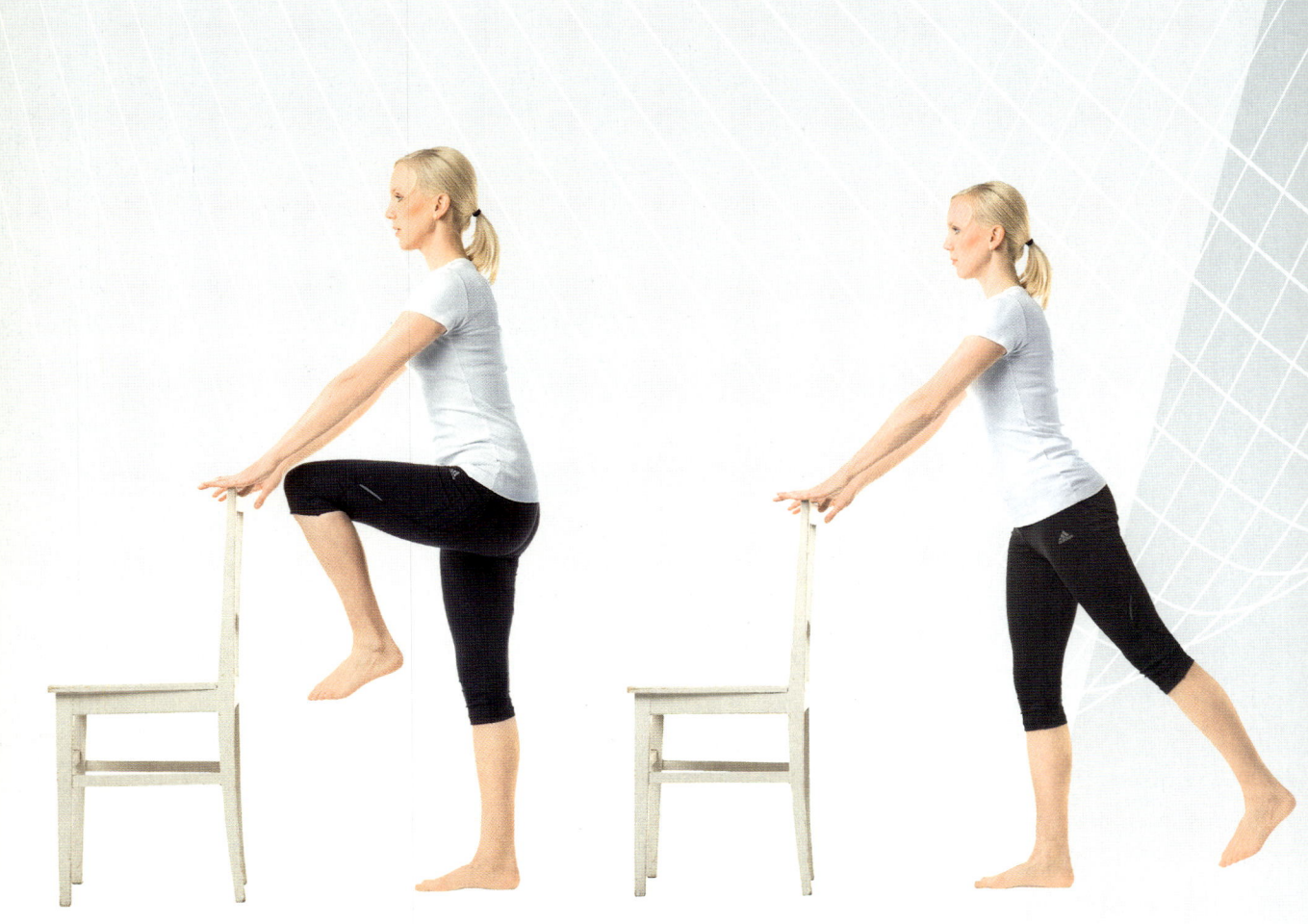

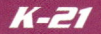

Knackiger Po!

Und noch eine schöne Übung für alle Schreibtischtäter, die sich zwischendurch einmal die Beine vertreten und gleichzeitig etwas für einen knackigen Po tun wollen!

So wird's gemacht

- Aufrechte Haltung im Stehen vor einem Stuhl oder Tisch. Beide Hände zur Stabilisation locker auf der Stuhllehne oder Tischkante ablegen. Oberkörper und Kopf sind gerade. Ein Knie vor dem Körper in Richtung Bauch nach oben ziehen und das Standbein im Knie leicht beugen.
- Jetzt das gebeugte Bein auf einer gedachten Geraden von vorne oben nach hinten unten ausstrecken, ohne dabei ins Hohlkreuz zu kommen. Die Bewegung langsam und kontrolliert ausführen und die Bein- und Pomuskulatur dabei bewusst anspannen. Die Hüftknochen und Fußspitzen zeigen während der gesamten Übung parallel nach vorne.

3-mal pro Seite mit 10 bis 20 Wiederholungen.

Sonja's Tipp

Bei dieser Übung (wie bei allen Übungen, die im Einbeinstand ausgeführt werden) ist es wichtig, dass man in der Hüfte des Standbeins nicht einknickt, sondern sich immer wieder bewusst vom Scheitelpunkt aus nach oben zieht.

Kräftigung der unteren Rücken- und Gesäßmusku

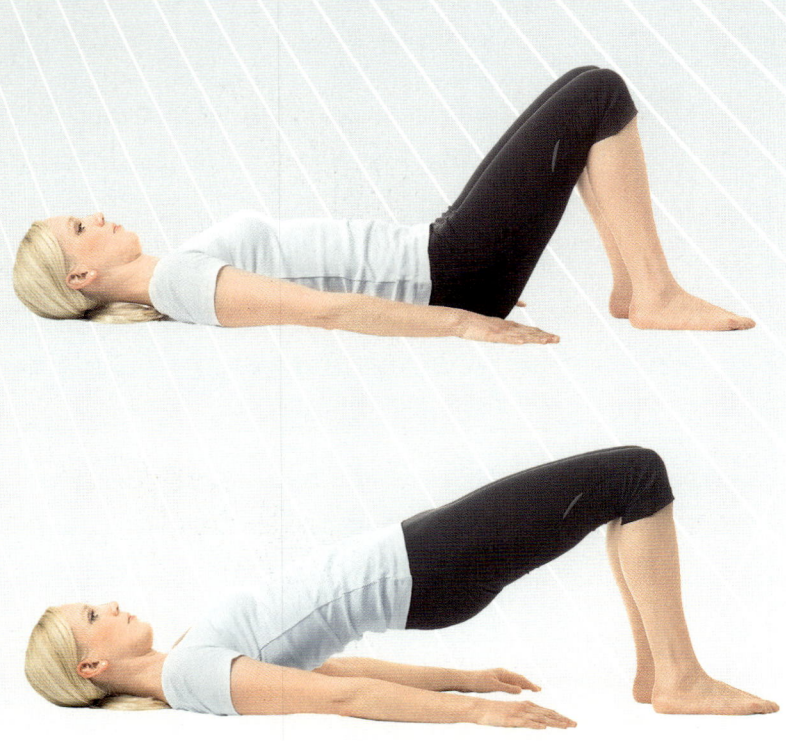

6 Durchgänge á 10 bis 20 Sekunden halten.

Keine Zeit?
Für alle mit der Ausrede: „Ich habe keine Zeit!" Diese Übung kann man noch im Bett liegend direkt nach dem Aufwachen machen und startet so direkt aktiv in den Tag.

So wird's gemacht
- Auf den Rücken legen und beide Beine etwa hüftbreit auseinander aufstellen. Die Arme liegen seitlich neben dem Körper, der Kopf ist gerade.
- Das Becken leicht kippen und den Bauchnabel zur Wirbelsäule hin anspannen. Dann das Becken langsam so weit anheben, bis die Knie und Schultern eine Linie bilden.

latur in Rückenlage **K-22**

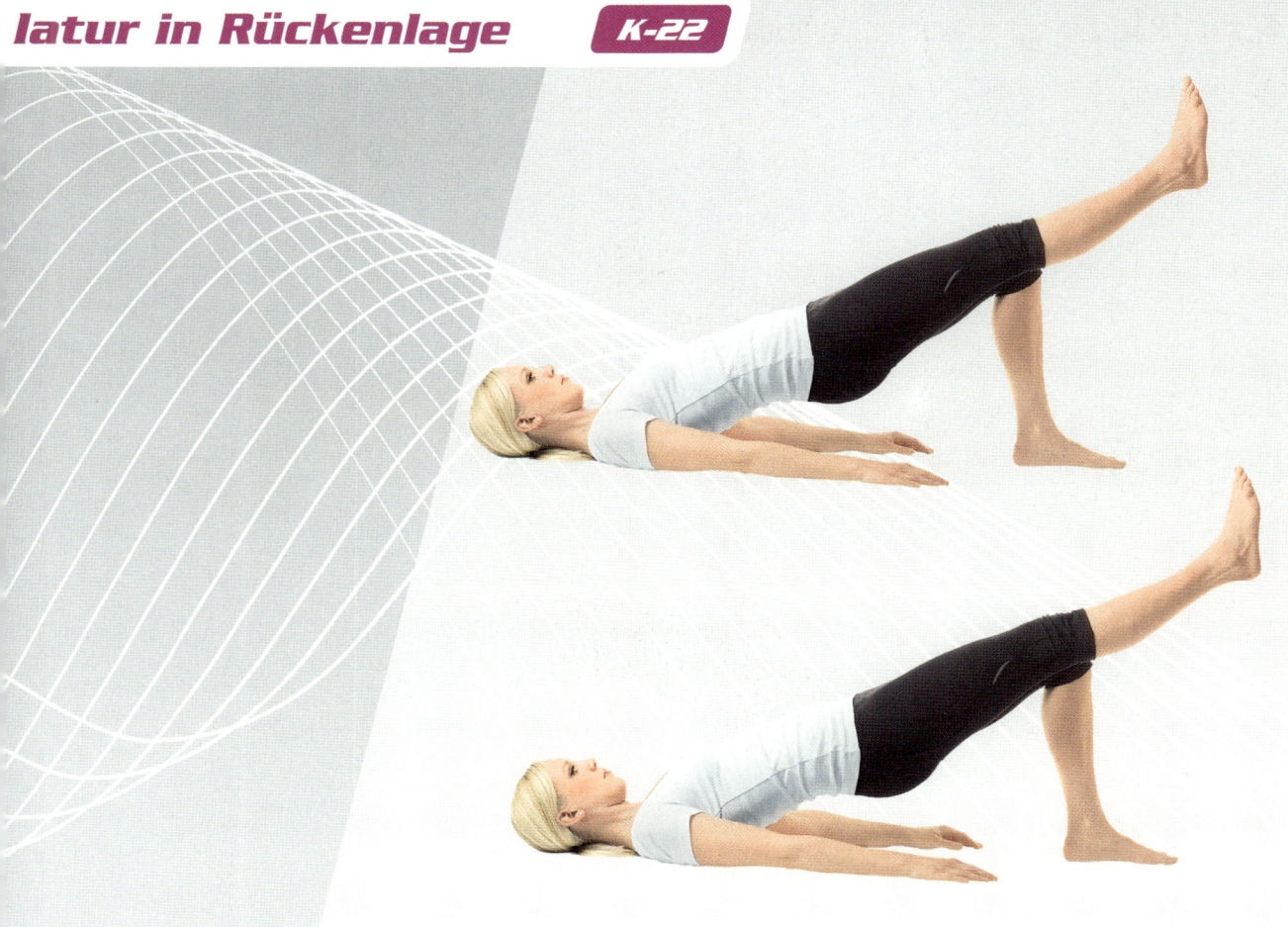

6 Durchgänge á 10 bis 20 Sekunden halten.

- Diese Position für ca. 10 Sekunden halten, dann langsam über die Wirbelsäule wieder nach unten abrollen.

Nichts gespürt?
Um die Übung zu intensivieren, kann zusätzlich ein Fuß vom Boden gelöst werden, während das Becken oben gehalten wird. Dabei das Bein entweder angewinkelt anheben oder den Unterschenkel eines Beines strecken, während beide Knie auf einer Höhe bleiben.

Sonja's Tipp
Wer bei dieser Übung zu Krämpfen in der hinteren Oberschenkelmuskulatur neigt, sollte im Vorfeld die Rückseiten intensiv dehnen – siehe Übungen D-25 und D-26.

Kräftigung der Gesäßmuskulatur und der hinteren

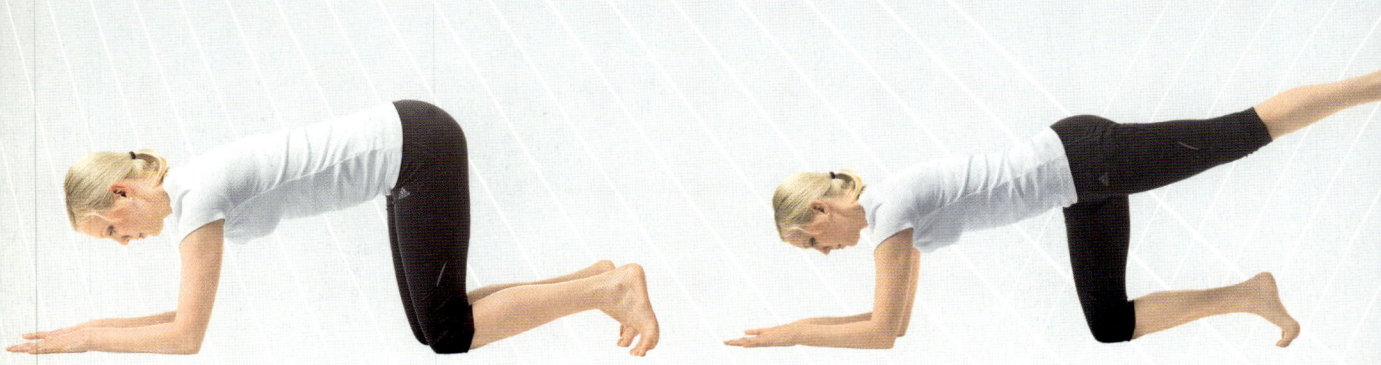

Pro Seite 3 Durchgänge à 10 bis 20 Wiederholungen.

Zwei in einer
Eine schöne Übung, mit der man gleich zwei große Muskelgruppen auf einmal trainieren kann.

So wird's gemacht
- Im Vierfüßlerstand beginnen, sodass die Knie unter den Hüftgelenken und die Ellenbogen unter den Schultern sind. Die Unterarme und Hände flach auflegen und die Fußspitzen aufstellen. Den Bauch etwas zur Wirbelsäule hin anspannen, sodass der Rücken gerade ist (ein Spiegel zur Kontrolle ist hier wieder hilfreich). Der Kopf befindet sich in Verlängerung der Wirbelsäule.

- Nun ein Bein lang nach hinten oben ausstrecken, dabei jedoch darauf achten, dass das Becken nicht aufgedreht wird und die Fußspitze weiterhin senkrecht zum Boden zeigt. Der Oberkörper und das ausgestreckte Bein bilden eine Diagonale von der Schulter bis zum Fuß. Dann das Knie wieder langsam neben das andere zurückführen, jedoch nicht absetzen, sondern erneut nach hinten oben ausstrecken. Hierbei wird hauptsächlich der große Gesäßmuskel trainiert.

Oberschenkelmuskulatur K-23

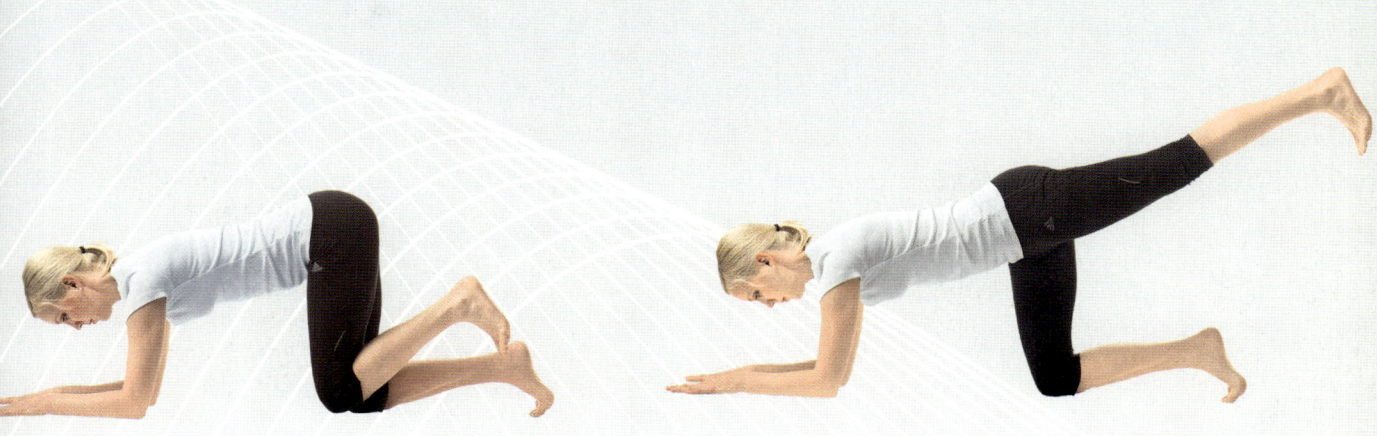

Pro Seite 3 Durchgänge à 10 bis 20 Wiederholungen.

Für den Oberschenkel
Um mehr Gewicht auf den hinteren Oberschenkel zu legen, das ausgestreckte Bein oben halten und den Unterschenkel bis zum 90°-Winkel beugen, sodass die Fußsohle nach oben zeigt, dann wieder ausstrecken.

Sonja's Tipp
Die Übung langsam und kontrolliert und ohne Schwung ausführen. Dabei den Bauch immer etwas zur Wirbelsäule hin anspannen. Im Schultergürtel nicht einsinken.

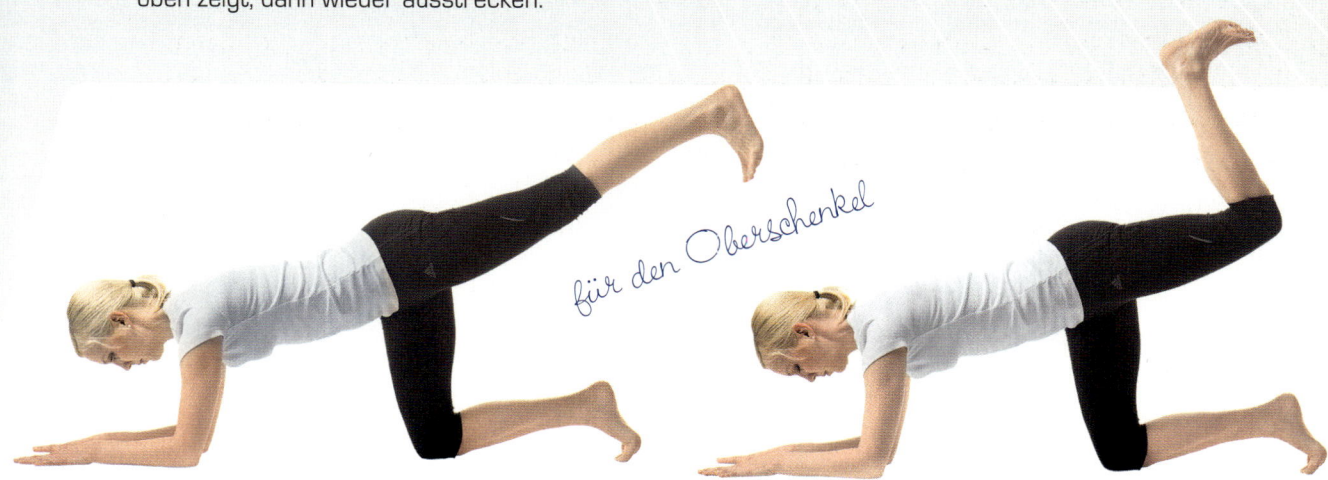

für den Oberschenkel

Kräftigung der Hüftabduktoren im Stehen, mit

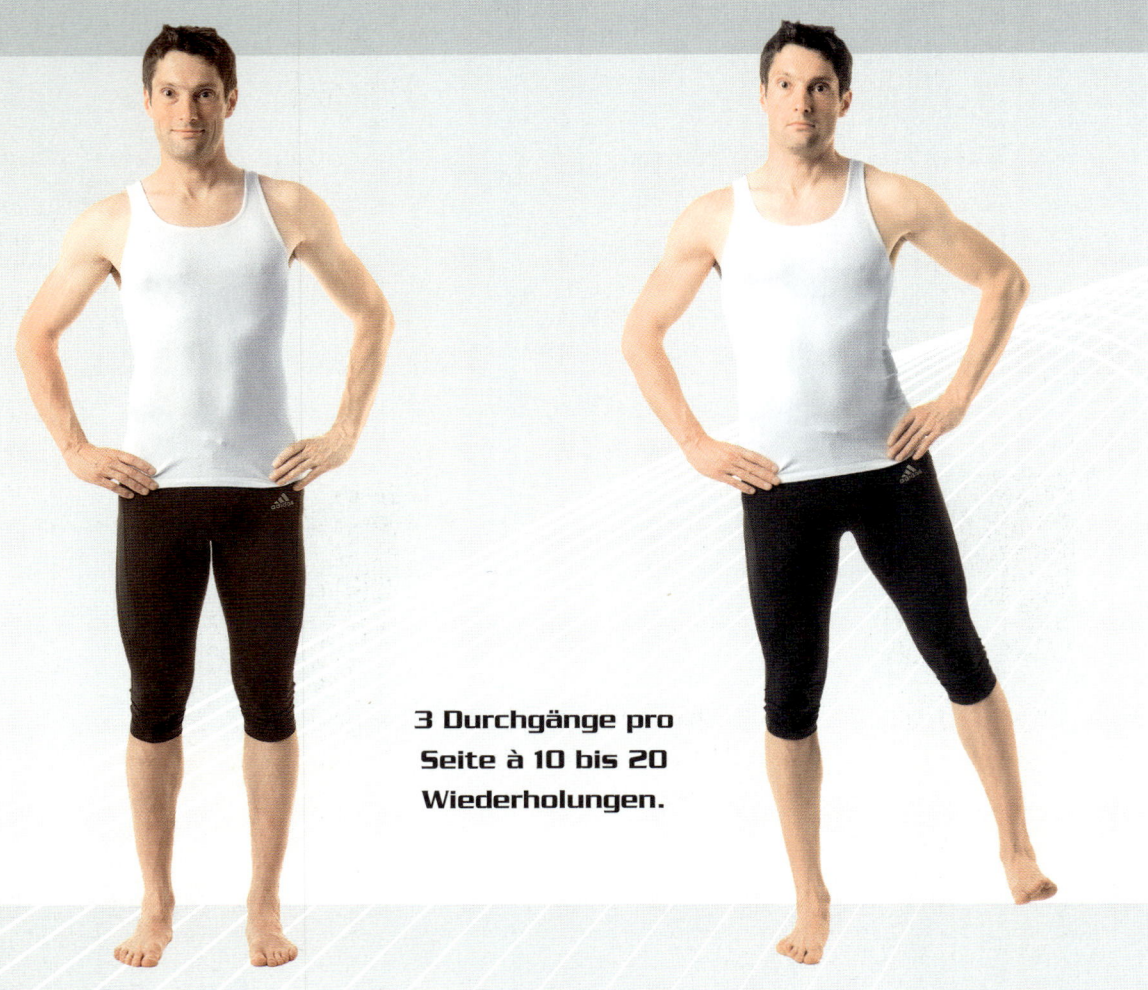

3 Durchgänge pro Seite à 10 bis 20 Wiederholungen.

Das Problem
Immer wieder Rückenschmerzen nach dem Joggen oder nach langem Gehen?

Die Lösung
Hier wird der wichtigste Muskel fürs Laufen, Gehen und Joggen trainiert. Sind die Hüftabduktoren zu schwach, sinkt das Becken im Standbein ein und die Belastung wirkt sich direkt auf die Lendenwirbelsäule aus.

So wird's gemacht
• Aufrechte Haltung im Stehen, die Hände locker in der Taille abstützen. Die Füße sind parallel und etwa hüftbreit auseinander, die Oberschenkel- und Bauchmuskulatur bewusst anspannen. Die Wirbelsäule lang machen, so als würde man vom Scheitelpunkt aus nach oben gezogen.

• Jetzt das Gewicht auf ein Bein verlagern und das andere Bein gestreckt und mit angezogener Fußspitze seitlich abspreizen. Dabei bleibt der Oberkörper auf-

und ohne Theraband `K-24`

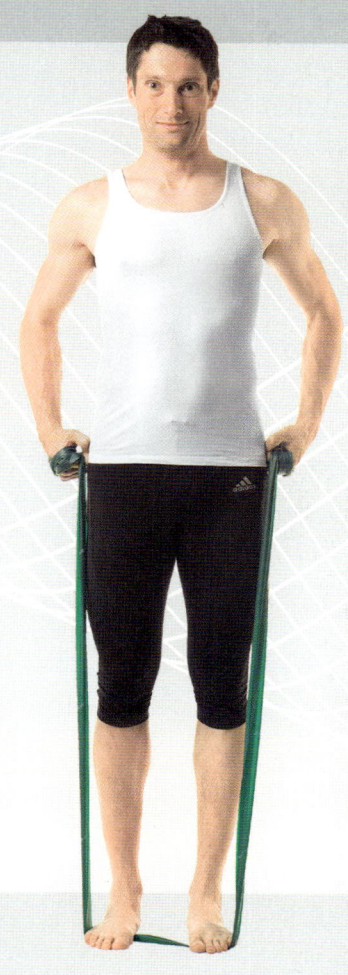
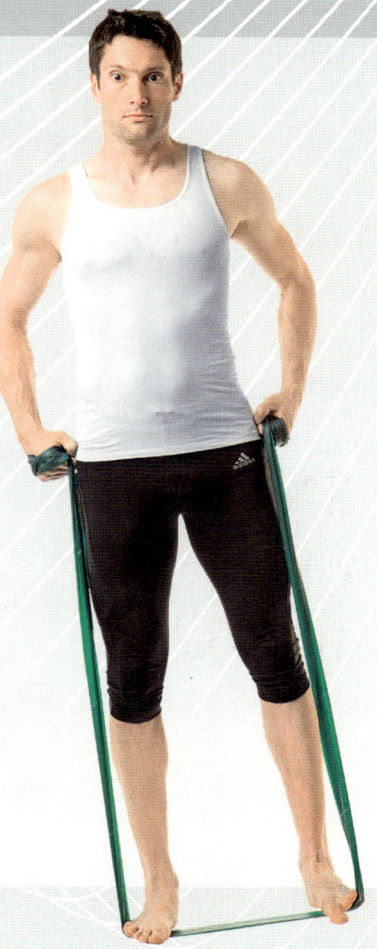

3 Durchgänge pro Seite à 10 bis 20 Wiederholungen.

recht und die Hüftknochen zeigen parallel nach vorne. Das Bein langsam wieder zurückführen, jedoch nicht absetzen, sondern erneut seitlich anheben.

Nichts gespürt?
Mit beiden Füßen auf ein Theraband stellen, die Enden mit den Händen umwickeln und in der Taille abstützen, sodass Spannung auf das Theraband kommt. Nun wie oben beschrieben ein Bein gestreckt über die Seite anheben.

Sonja's Tipp
Diese Übung ist deutlich effektiver, wenn die gesamte Po-, Bein und Bauchmuskulatur aktiv angespannt wird.

Achtung!
Nicht im Becken bzw. Hüftgelenk des Standbeines einsinken!

Kräftigung der Hüftabduktoren aus der Seitlage

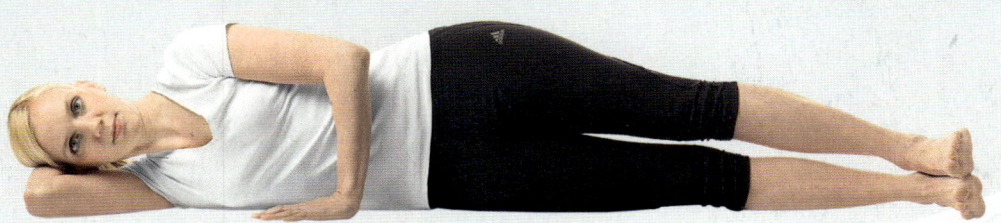

3 Durchgänge pro Seite à 10 bis 20 Wiederholungen.

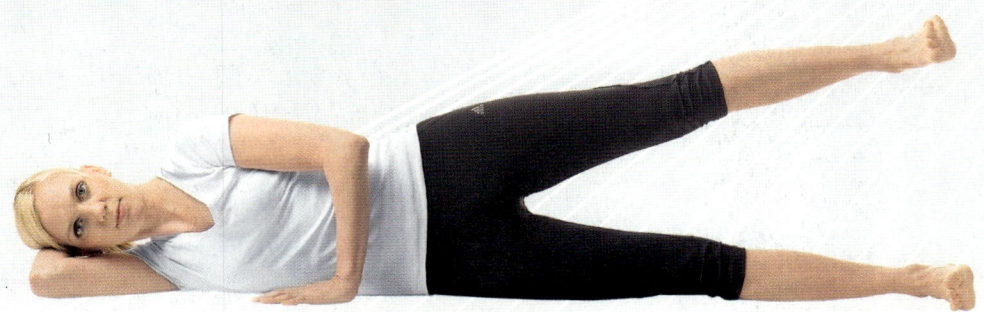

Variante zu K-24
Diese und die nachfolgende Kräftigung erinnern etwas an Übungen aus den 80er-Jahren, sind aber nach wie vor sehr effektiv!

So wird's gemacht
• Auf die Seite legen und beide Beine in Verlängerung des Oberkörpers ausstrecken, dabei die Fußspitzen anziehen. Den unten liegenden Arm zur Unterstützung unter den Kopf legen, den anderen Arm locker vor dem Körper abstützen.
• Nun das obere Bein gestreckt anheben, dabei die Fußspitze etwas in Richtung Boden, keinesfalls nach oben drehen. Die Bewegung langsam, kontrolliert und ohne Schwung ausführen.

Einfach Besser Bewegen

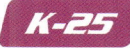

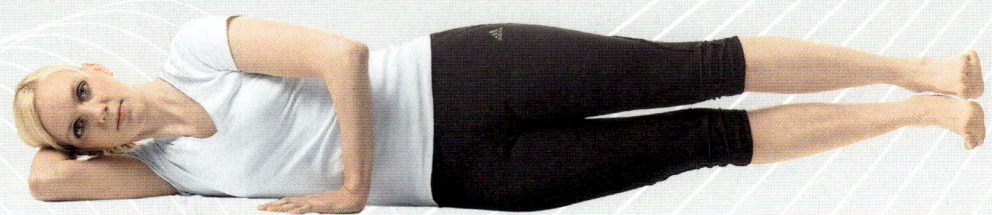

3 Durchgänge pro Seite à 10 bis 20 Wiederholungen.

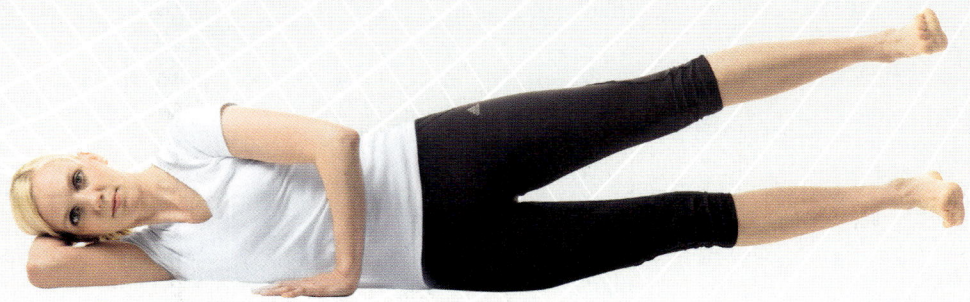

Nichts gespürt?
Beide Beine ausgestreckt vom Boden heben, dann das obere Bein wie beschrieben noch etwas weiter heben, während das untere Bein ebenfalls vom Boden gelöst bleibt.

Sonja's Tipp
Auch hier den Bauch etwas anspannen, damit der Rumpf stabil ist.

Kräftigung der Hüftadduktoren aus der Seitlage

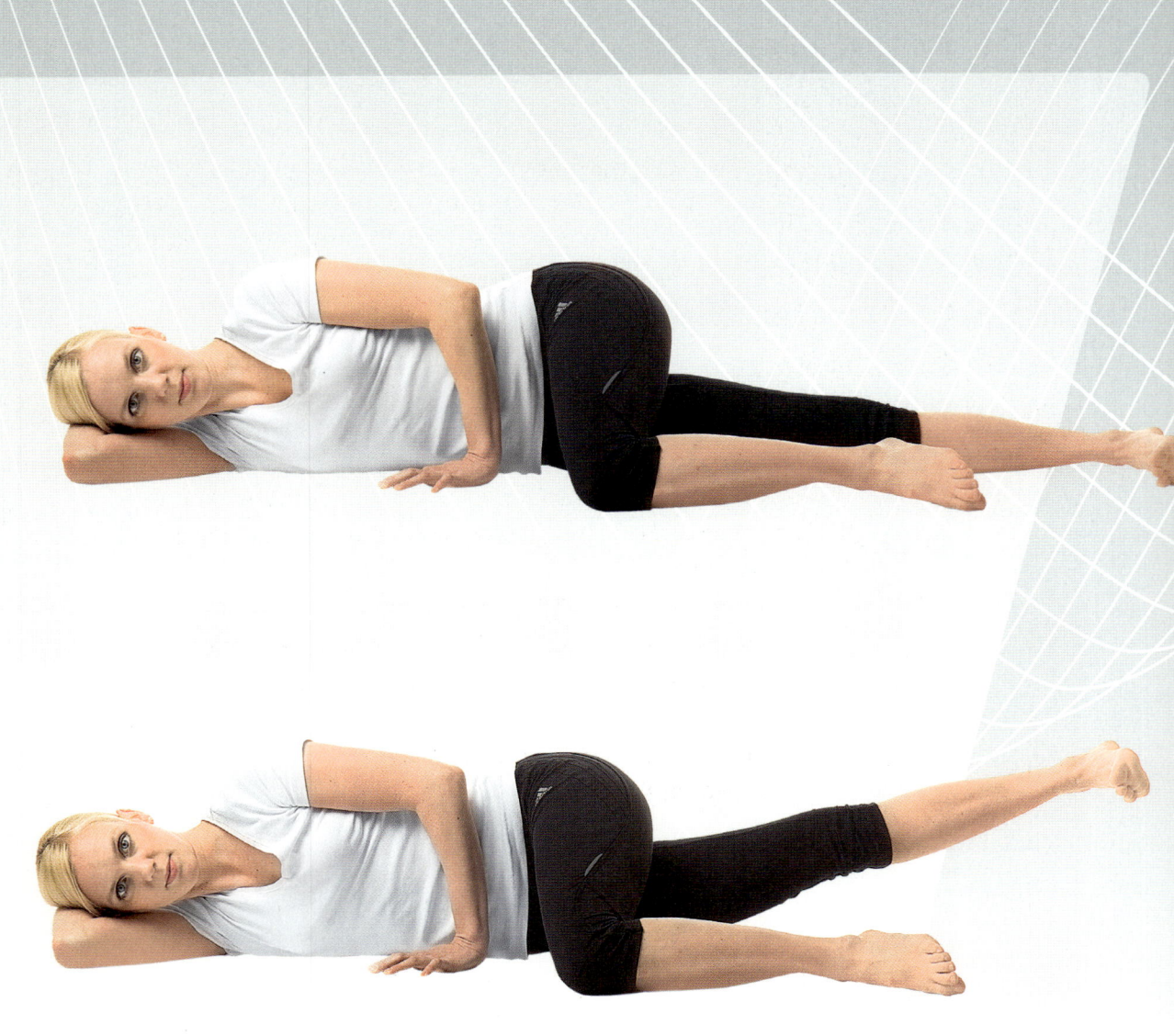

K-26

Kombinationsübung zu K-25

Um sich nicht ständig von einer Seite zur anderen zu drehen, kann man diese Übung hervorragend im Wechsel mit der vorangegangenen Übung ausführen.

So wird's gemacht

- Auf die Seite legen, das untere Bein in Verlängerung des Oberkörpers ausstrecken und die Fußspitze anziehen. Das obere Bein im rechten Winkel vor dem Körper ablegen. Den unten liegenden Arm zur Unterstützung unter den Kopf legen, mit dem anderen Arm locker vor dem Körper abstützen.
- Jetzt das untere Bein gestreckt vom Boden anheben und wieder bis kurz vor dem Boden absenken. Die Bewegung langsam, kontrolliert und ohne Schwung ausführen.

3 Durchgänge pro Seite à 10 bis 20 Wiederholungen.

Sonja's Tipp

Bei dieser Übung geht schnell die vollständige Streckung im übenden Bein verloren. Deshalb: Immer die Fußspitze anziehen, die Ferse lang nach unten rausschieben und das Knie bewusst strecken.

2. Kapitel - Kräftigung

Kräftigung der Gesäßmuskulatur sowie der vordere

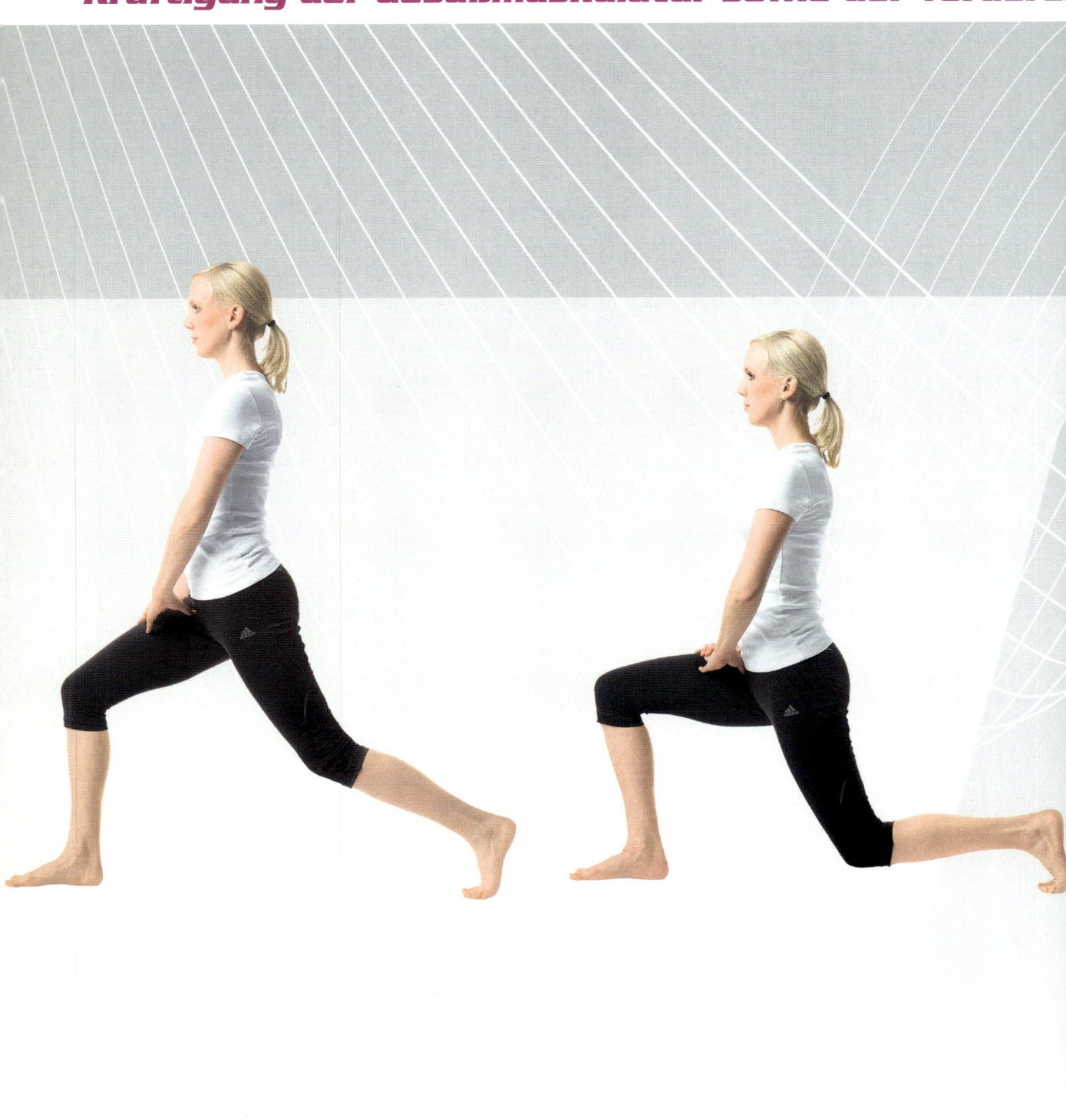

...nd hinteren Oberschenkelmuskulatur

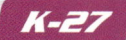

Die Sportlerübung

Eine sehr beliebte Übung bei fast allen Sportlern, da sie besonders effektiv ist. Es ist wichtig, sich vor dieser Übung gut aufzuwärmen und langsam zu beginnen, damit es nicht zu einer Zerrung kommt.

So wird's gemacht

- Einen großen Ausfallschritt machen. Das vordere Knie ist gebeugt, das hintere Knie gestreckt und die Fußspitze steht auf. Beide Füße zeigen parallel nach vorne. Der Oberkörper ist aufrecht, der Kopf gerade und der Bauch etwas angespannt.
- Jetzt das hintere Knie in Richtung Boden beugen („Kniefall"). Dabei das Körpergewicht jedoch nicht nach vorne, sondern nach unten verlagern und darauf achten, dass sich das vordere Knie nicht über die Fußspitze hinausschiebt. Dann wieder zurück in die Ausgangsstellung kommen.

Pro Seite 3 Durchgänge à 10 bis 20 Wiederholungen.

Sonja's Tipp

Bei dieser Übung ist ein intensiver Muskelkater häufig vorprogrammiert! Daher im Anschluss an die Übung die trainierten Muskelgruppen gut dehnen – siehe Übungen D-18 und D-19, D-25 und D-26.

Kräftigung der vorderen Oberschenkelmuskulatur

Für das Knie
Eine super Übung, um nach Kniegelenksarthroskopien wieder Spannung in die vordere Oberschenkelmuskulatur zu bekommen. Lässt sich prima zu Hause vor dem Fernseher durchführen.

So wird's gemacht
- Auf den Boden setzen, ein Bein lang ausstrecken und die Fußspitze anziehen. Das andere Bein aufstellen und mit beiden Armen eng am Oberkörper festhalten. Der Oberkörper ist aufrecht, die Schultern tief und der Kopf steht in Verlängerung der Wirbelsäule.
- Jetzt das ausgestreckte Bein vom Boden anheben, dabei die Ferse etwas nach innen drehen und die Kniescheibe bewusst an den Oberschenkelknochen anpressen. Dann das Bein langsam wieder senken, jedoch nicht ablegen, sondern erneut anheben.

Pro Seite 3 Durchgänge à 10 bis 20 Wiederholungen.

Sonja's Tipp
Bei dieser Übung verliert man schnell die aufrechte Haltung im Oberkörper. Das Brustbein immer wieder anheben und sich vom Scheitelpunkt aus nach oben strecken.

Einfach Besser Bewegen

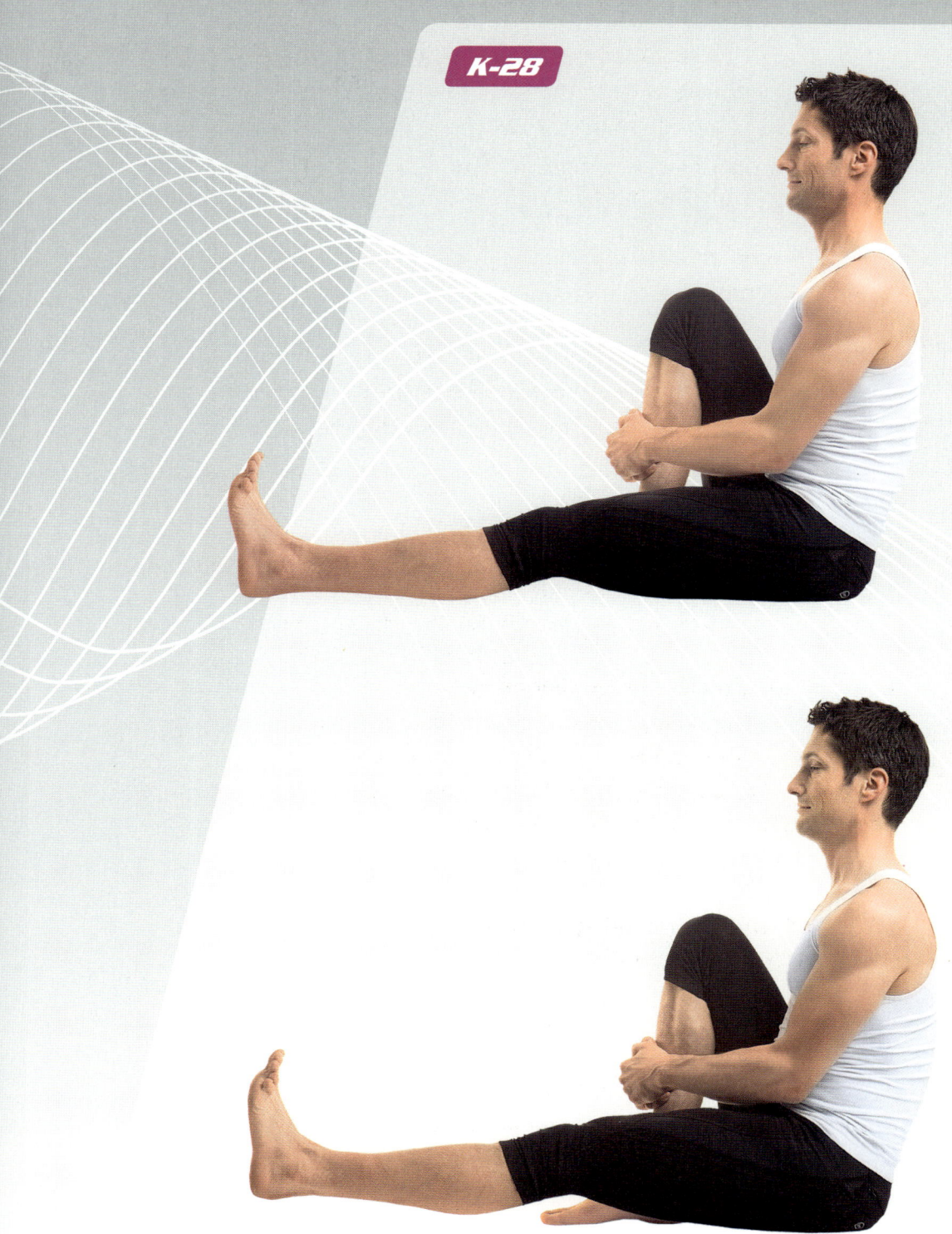

K-28

135

Kräftigung der Waden- und Schienbeinmuskulatur

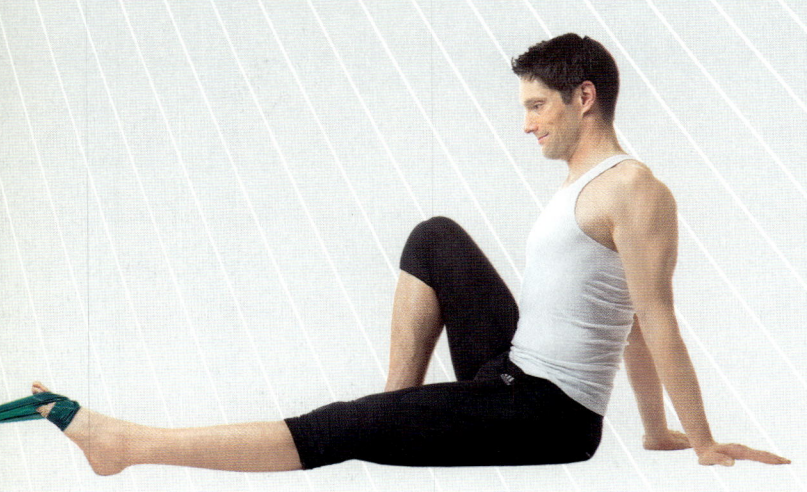

Starke Fesseln!
Wer instabile Sprunggelenke hat, sollte diese Übung regelmäßig ins Trainingsprogramm einbauen. Sie ist außerdem eine gute Vorbereitung für alle Lauf- und Sprungsportarten.

So wird's gemacht
- Im Langsitz auf den Boden setzen. D. h. beide Beine ausstrecken und mit den Händen etwas hinter dem Gesäß abstützen, sodass der Oberkörper möglichst aufrecht ist. Das Theraband an einem fest stehenden Stuhl- oder Tischbein festbinden und um den Fußrücken des übenden Beines wickeln.
- Jetzt den Fuß gegen den Widerstand des Therabandes in Richtung Oberkörper anziehen, dann langsam wieder nachlassen, dabei aber nie ganz die Spannung auf dem Band verlieren. So wird die vordere und seitliche **Schienbeinmuskulatur** trainiert.

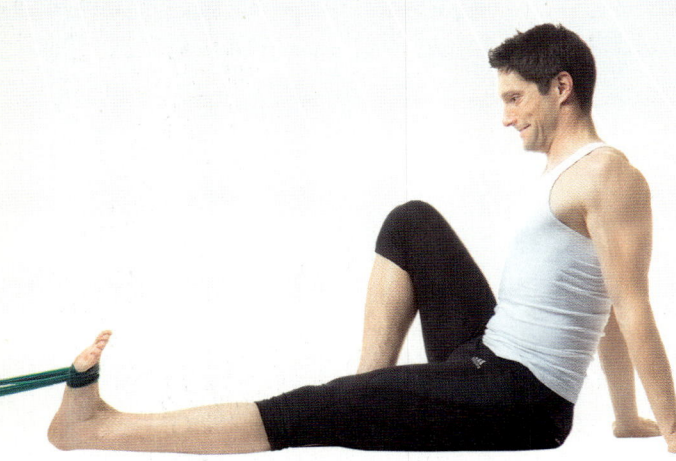

Schienbeinmuskulatur

mit dem Theraband K-29

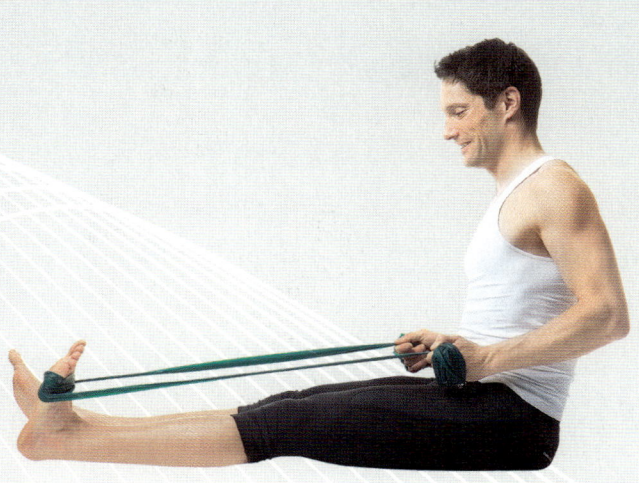

- Für die **Wadenmuskulatur** das Theraband dieses Mal um die Fußsohle wickeln und die Enden des Therabandes mit beiden Händen festhalten. Dann den Fuß gegen den Widerstand des Bandes strecken, ebenfalls langsam wieder nachlassen, ohne die Spannung auf dem Band zu verlieren.

Pro Seite 3 Durchgänge à 10 bis 20 Wiederholungen.

Sonja's Tipp
Eventuell kann ein kleines Kissen oder ein zusammengerolltes Handtuch unter die Wade gelegt werden, sodass der Fuß frei hängt und somit die Bewegung einfacher ausgeführt werden kann.

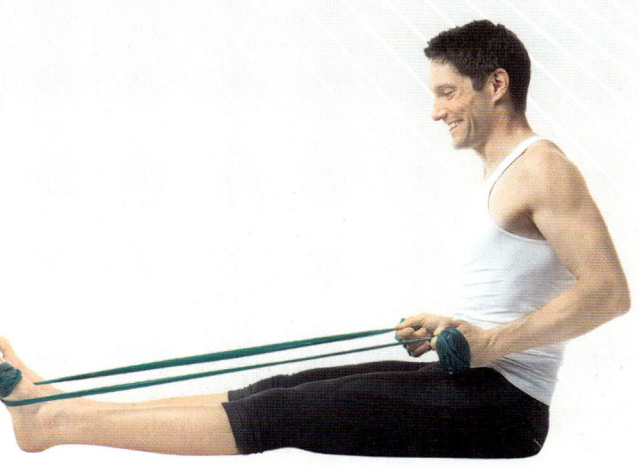

Wadenmuskulatur

Kräftigung der Wadenmuskulatur im Stehen

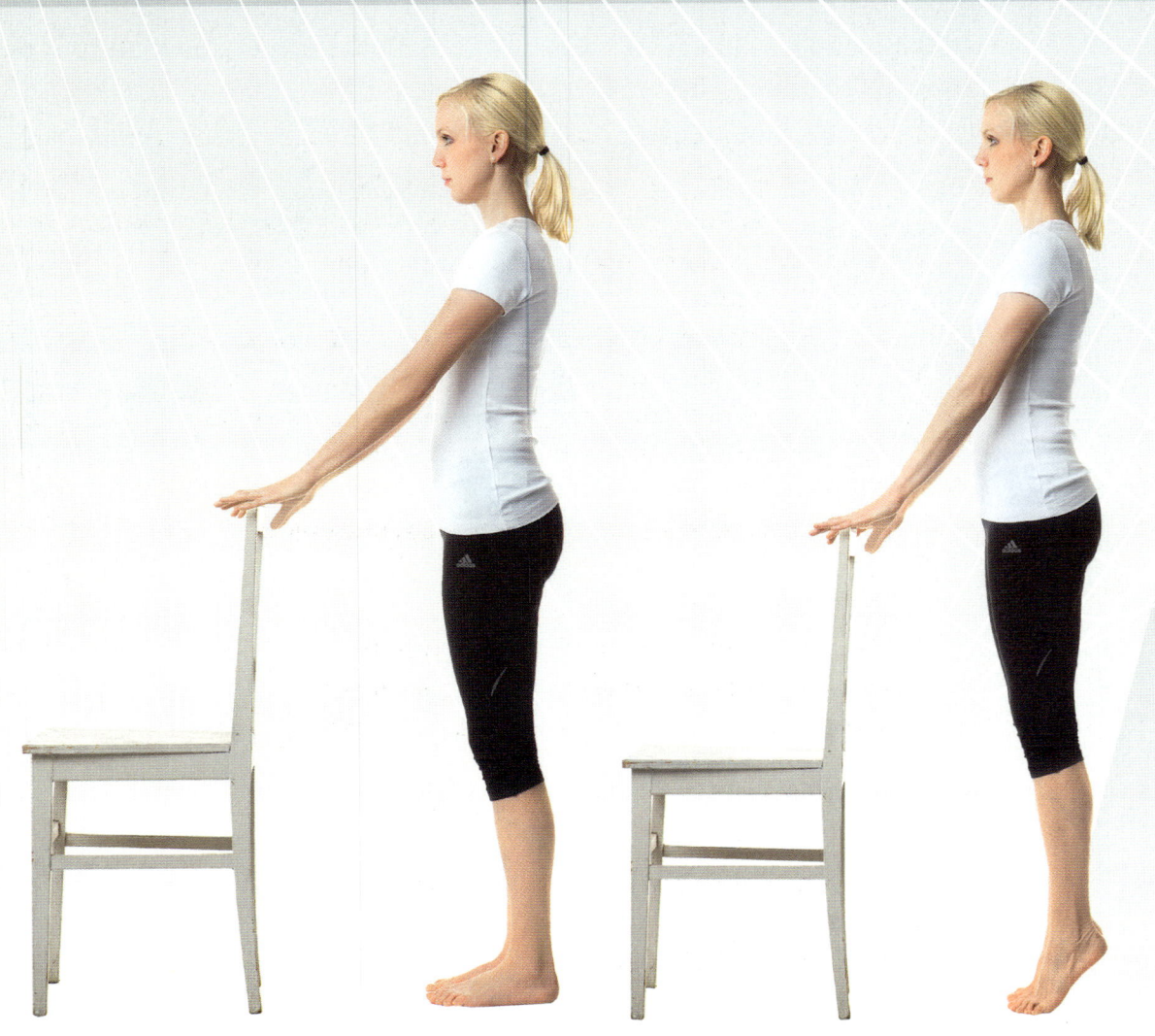

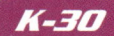

Alternative zu K-29 (Wadenmuskulatur)

Diese Übungsalternative trainiert die Muskel-Waden-Pumpe. Wer den ganzen Tag sitzt oder viel fliegt oder häufig unter geschwollenen Beinen leidet, unterstützt mit dieser Übung den Rückfluss des Blutes in Richtung Herz.

So wird's gemacht

- Aufrechte Haltung im Stand, eventuell vor einer Wand, einem Tisch oder Stuhl, sodass die Hände für ein besseres Gleichgewicht locker aufgelegt werden können. Die Beine sind etwa hüftbreit auseinander und in den Knien gestreckt.
- Jetzt beide Fersen vom Boden lösen und so weit es geht auf die Zehenspitzen nach oben drücken. Dabei die Knie gestreckt lassen. Langsam wieder absenken bis kurz vor dem Boden und erneut nach oben hochdrücken.

3 Durchgänge à 10 bis 20 Wiederholungen.

Nichts gespürt?

Die Übung wie beschrieben auf einem Bein stehend ausführen. Dabei das Knie des anderen Beines vor dem Körper anheben, sodass Knie und Hüftgelenk auf einer Ebene sind.

Sonja's Tipp

Wer schnell zu Wadenkrämpfen neigt, sollte im Anschluss an diese Übung unbedingt in die Gegendehnung gehen (siehe Übungen D-27 und D-28).

3. Kapitel - Mobilisation

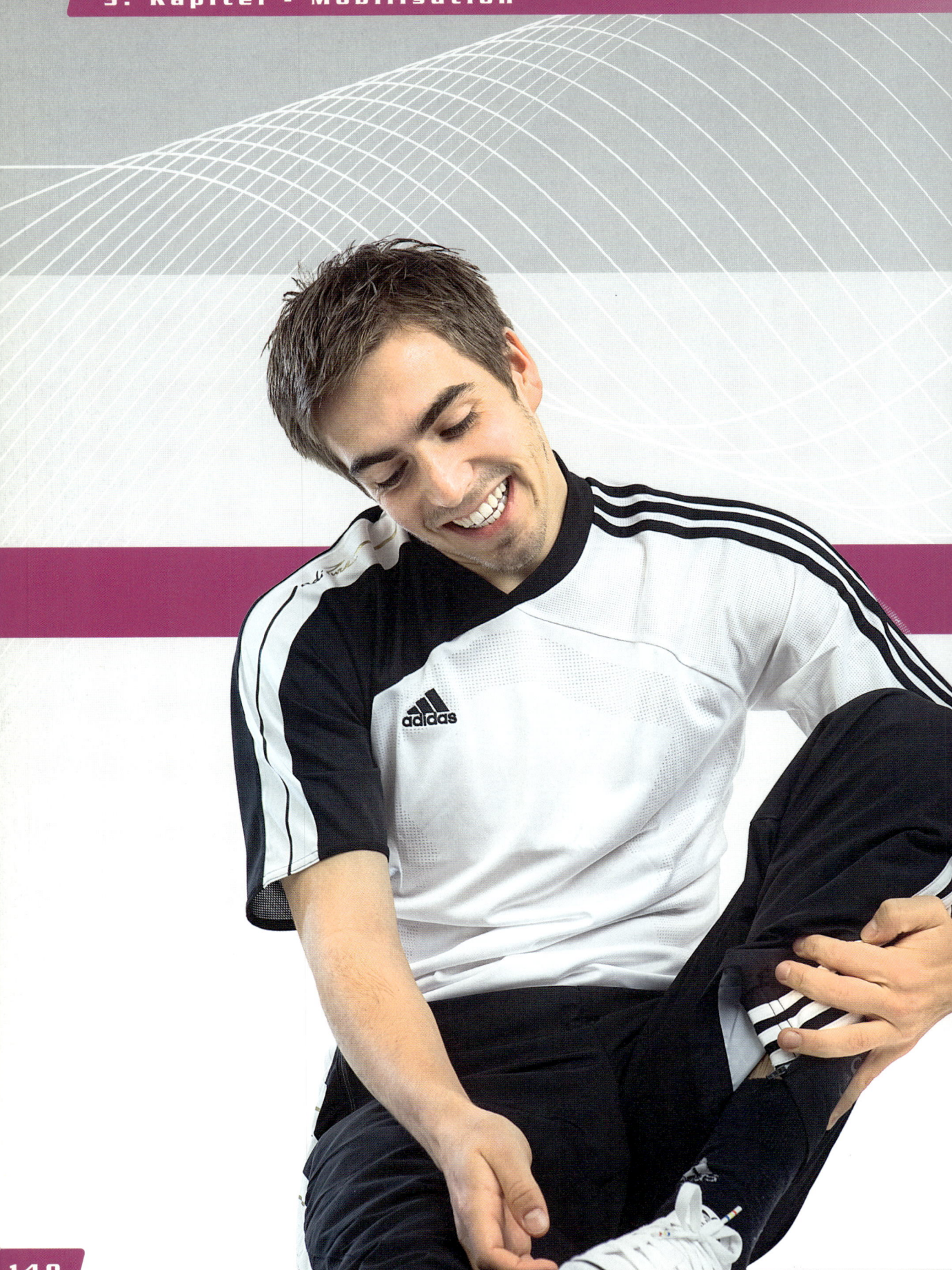

Mobilisationsübungen

Mobilisationsübungen dienen der Verbesserung der Beweglichkeit. Die hier aufgeführten Übungen sind allgemein gehalten und betreffen meist eine Körperregion. Bei Bewegungseinschränkungen in eine bestimmte Richtung, Kapselverkürzungen oder Gelenkblockaden ist es ratsam, sich manualtherapeutisch untersuchen und behandeln zu lassen.

3. Kapitel - Mobilisation

Mobilisation der Kopfgelenke

Das Problem

Schon mal vor einem Spiegel gestanden und bewusst hineingeschaut? Ist der Kopf gerade oder ist er vielleicht etwas zu einer Seite geneigt? Den Kopf dann in eine gerade Position bringen: Fühlt sich das jetzt schief und komisch an? Die meisten von uns sind „einseitig" und haben daher eine mehr oder weniger „schiefe" Kopfhaltung.

Die Lösung?

Die nachfolgenden Übungen helfen, das Bewegungsgefühl in der Halswirbelsäule und in den Kopfgelenken zu verbessern und somit Verspannungen zu verhindern.

So wird's gemacht

- Aufrechte Haltung im Sitzen oder Stehen vor einem Spiegel. Der Kopf ist gerade, die Halswirbelsäule lang und die Schultern sind locker.
- Nun das Kinn auf einer gedachten horizontalen Linie gerade nach vorne schieben und wieder in Richtung Kehlkopf zurückziehen. Darauf achten, dass sich wirklich nur der Kopf und nicht die gesamte Halswirbelsäule mitbewegt.

10 bis 20 Wiederholungen.

Sonja's Tipp

Die Bewegung langsam und kontrolliert ausführen und darauf achten, dass der Kopf keine Seitwärtsbewegung macht.

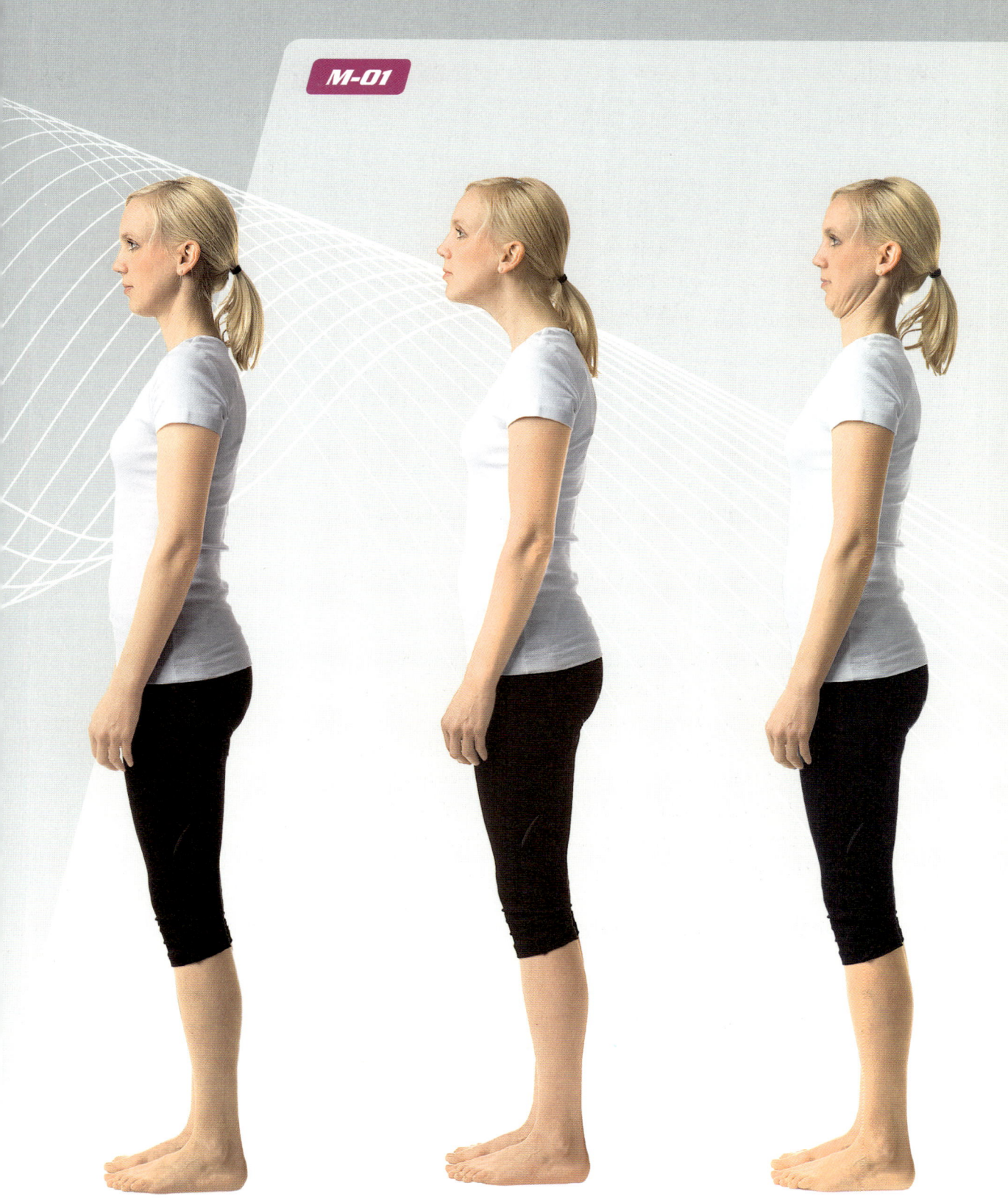

Einfach Besser Bewegen

M-01

143

Mobilisation der Halswirbelsäule

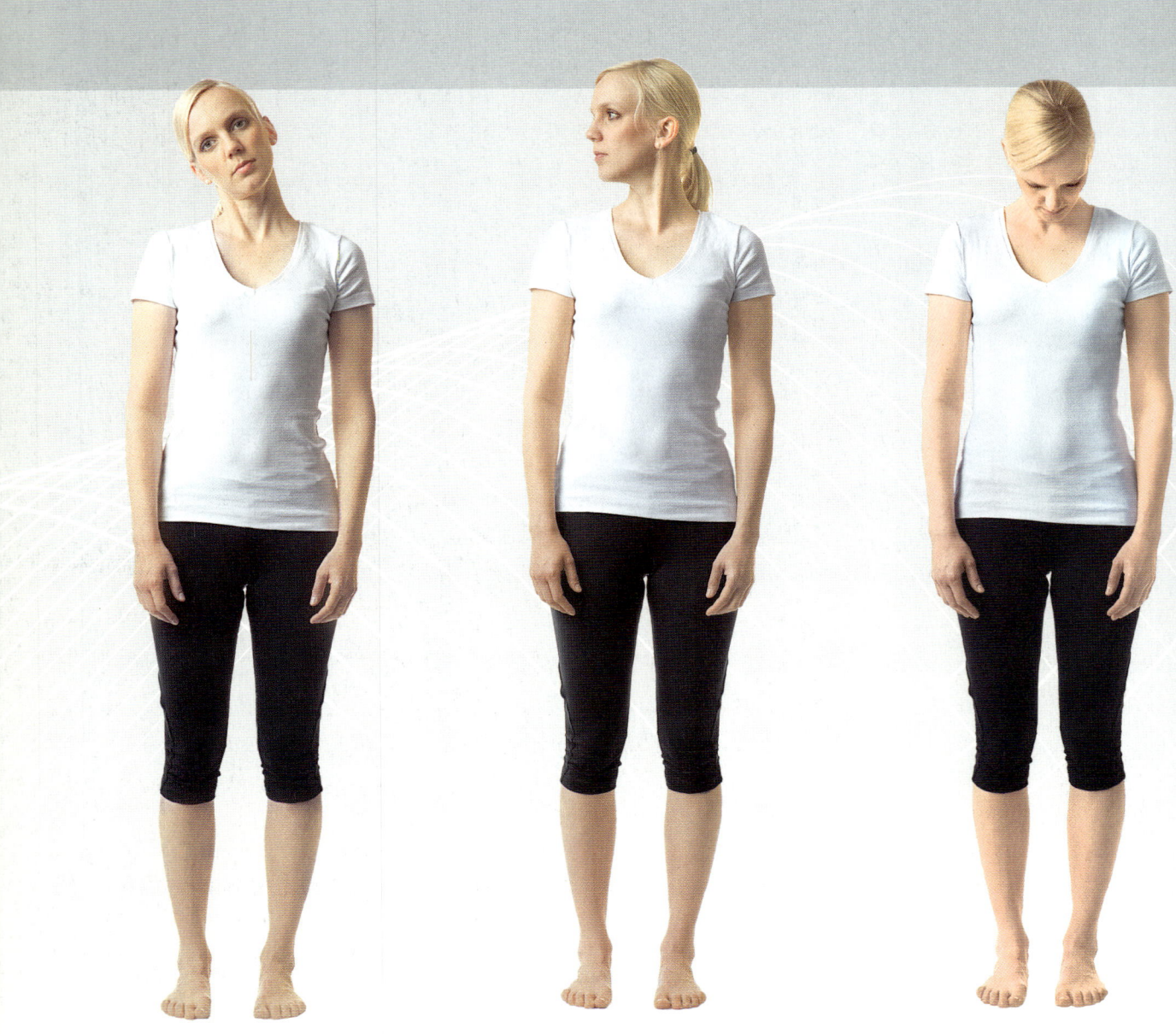

Einfach Besser Bewegen

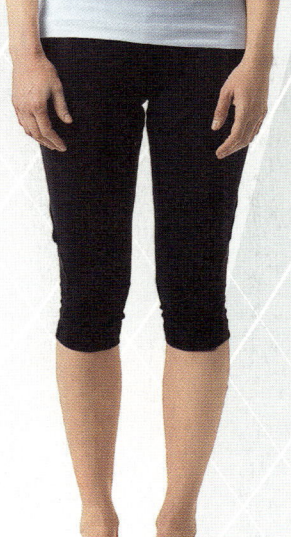

M-02

Der richtige Dreh!

Gehen wir eine Etage tiefer. Lässt sich der Kopf gleichmäßig nach links und rechts neigen? Sind Drehbewegungen in beide Richtungen gleich gut möglich? Falls nicht, dann kann die nächste Übung helfen.

So wird's gemacht

- Aufrechte Haltung im Sitzen oder Stehen am besten vor einem Spiegel. Der Kopf ist gerade, die Halswirbelsäule lang und die Schultern sind locker. Nun den Kopf bzw. die Halswirbelsäule langsam von einer Seite zur anderen neigen, dabei mit kleinen Bewegungen beginnen und diese dann nach und nach größer werden lassen. Dann den Kopf ebenfalls mit zunächst kleinen Bewegungen abwechselnd nach links und rechts drehen.
- Zum Schluss langsam einen Halbkreis über vorne beschreiben. Von einer Seite mit dem Kinn über das Brustbein zur anderen Seite und vorsichtig wieder zurück.

Jede Bewegungsrichtung langsam und kontrolliert ca. 10- bis 20-mal ausführen.

Sonja's Tipp

Die Bewegungen unbedingt langsam und kontrolliert ausführen und dem Körper genügend Zeit geben, sich an diese Bewegungen zu gewöhnen.

Achtung!

Diese Übung nicht bei Schmerzen oder Bandscheibenproblematiken in der Halswirbelsäule ausführen.

3. Kapitel - Mobilisation

Mobilisierung der Schultergelenke

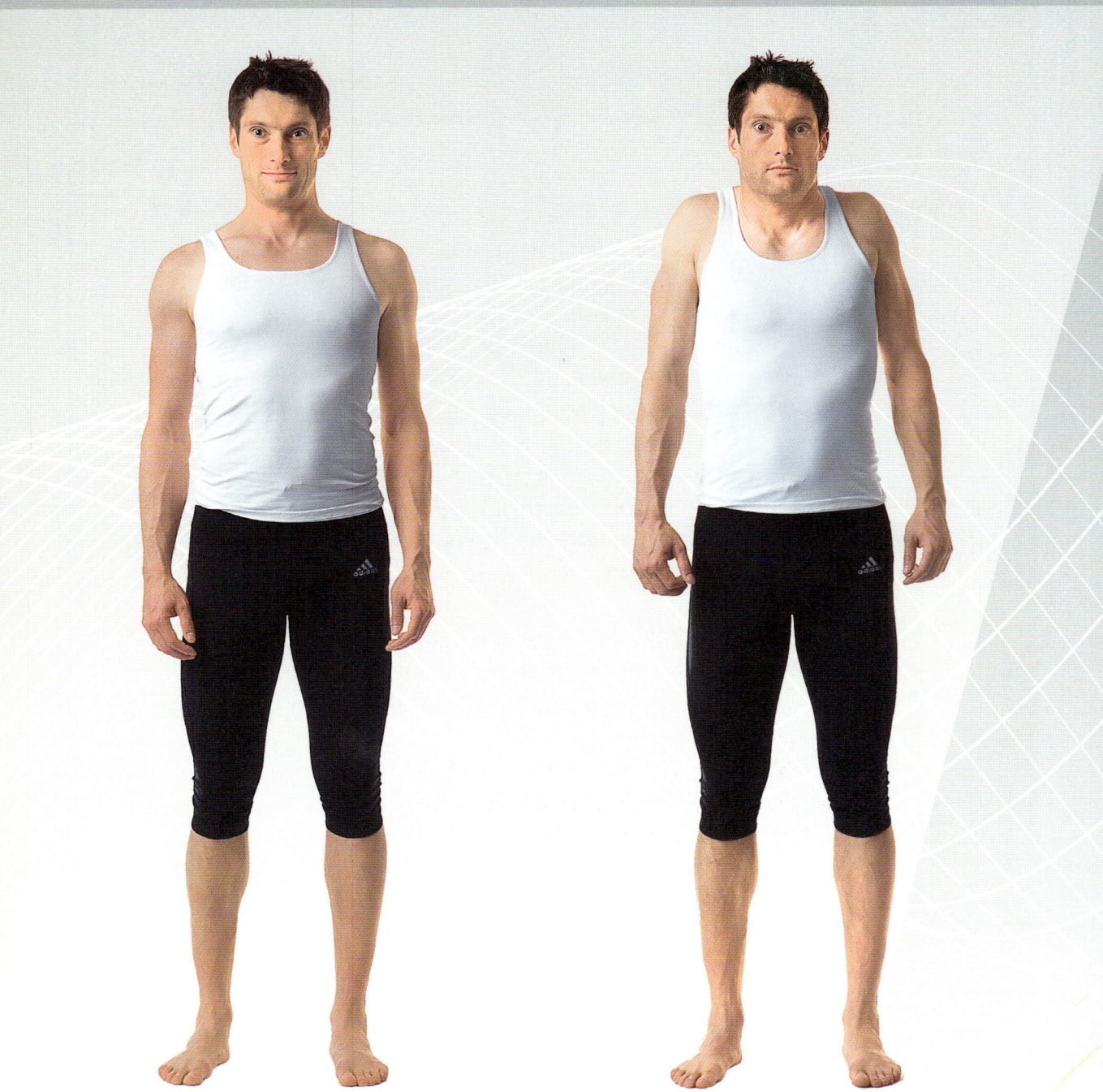

M-03

Locker lassen!

Diese kleine und einfache Übung lässt sich überall zwischendurch ausführen und hilft bei akuten Verspannungen im gesamten Schultergürtel und Nacken.

So wird's gemacht

- Aufrechte Haltung im Stehen oder Sitzen. Der Kopf ist gerade, die Schultern locker hängen lassen.
- Beide Schultern nun hochziehen und wieder fallen lassen. Dann mit den Schultern große Kreise, erst vorwärts, dann rückwärts beschreiben.

Je 10 bis 20 Wiederholungen pro Seite.

Sonja's Tipp

Beim Fallenlassen der Schultern die Luft ruhig mal richtig laut und geräuschvoll ausatmen, so ist der Effekt des Lockerlassens noch größer.

3. Kapitel - Mobilisation

Mobilisierung der Handgelenke

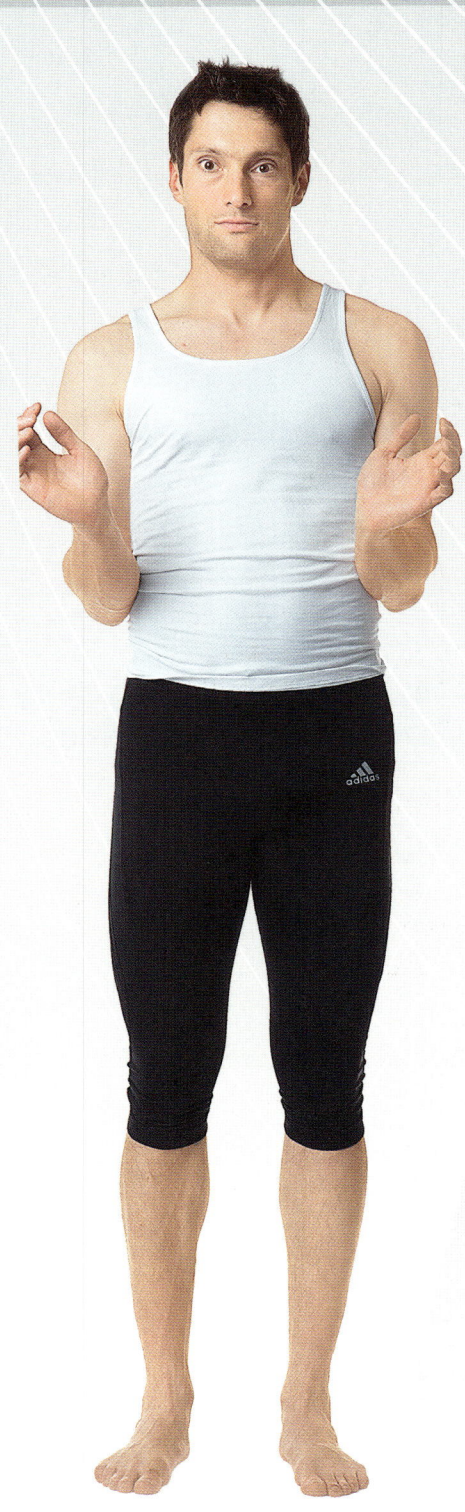

M-04

Für Schreibtischtäter!
Für alle, die tagein, tagaus am PC sitzen.

So wird's gemacht
- Aufrechte Haltung im Stehen (die Ellenbogen 90° beugen und die Oberarme eng am Körper fixieren) oder Sitzen (Unterarme auf einem Tisch ablegen, sodass beide Hände über die Tischkante hinaus nach unten hängen).
- Jetzt aus den Handgelenken heraus große Kreise erst in die eine, dann in die andere Richtung ausführen.

10 bis 20 Mal in jede Richtung.

Sonja's Tipp
Beim Kreisen der Handgelenke gerne auch mal jeden Finger einzeln bewusst mitbewegen.

Mobilisierung der Brustwirbelsäule

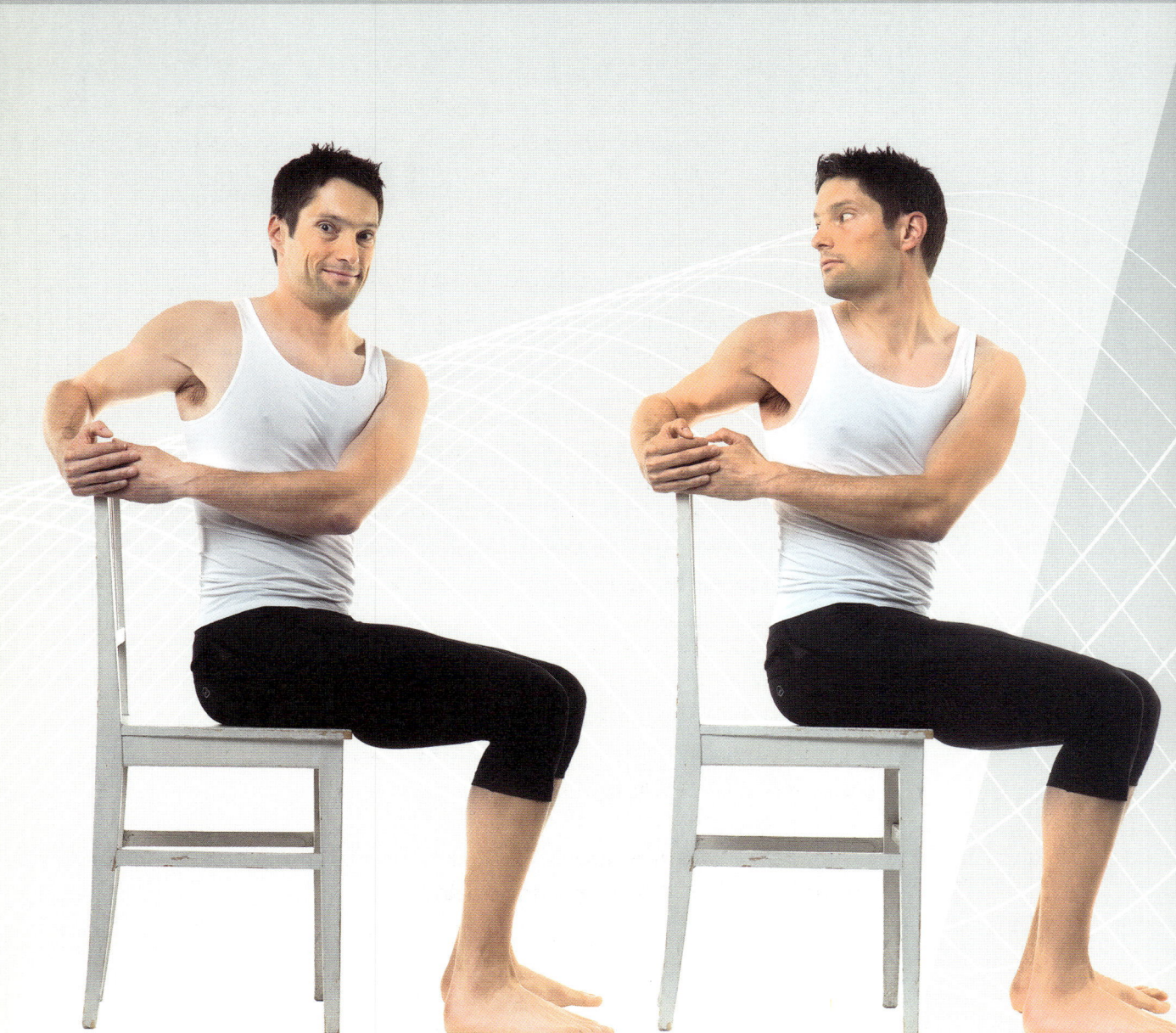

M-05

Das Problem
Wie oft fühlt man sich im Rücken steif und unbeweglich, insbesondere nach einem langen Tag am Schreibtisch, im Flugzeug oder im Auto?

Die Lösung?
Die folgende Übung macht die Brustwirbelsäule wieder beweglich und ist eine sehr gute Vorbereitung vor jeder Golfstunde.

So wird's gemacht
- Aufrechte Haltung im Sitzen auf einem Stuhl mit Lehne. Die Beine sind etwa hüftbreit auseinander und die Füße stehen fest am Boden. Mit beiden Händen auf einer Seite an der Stuhllehne festhalten.
- Jetzt den Oberkörper mithilfe der Hände langsam so weit wie möglich in Richtung Stuhllehne drehen. Dabei das Brustbein immer wieder aufrichten und vom Scheitelpunkt aus lang nach oben ziehen, damit der Oberkörper aufrecht bleibt. Zusätzlich vorsichtig den Kopf mitdrehen und so weit wie möglich über die Schulter nach hinten schauen (siehe auch Übung D-12).

Ca. 3 bis 4 tiefe und gleichmäßige Atemzüge pro Seite, dann wechseln.

Sonja's Tipp
Es ist wichtig, dass sich das Becken bei dieser Übung nicht mitdreht, sondern die Hüftknochen parallel nach vorne zeigen. Daher immer wieder den Hüftknochen von der Seite, von der man sich wegdreht zurückschieben.

Mobilisierung der Brustwirbelsäule

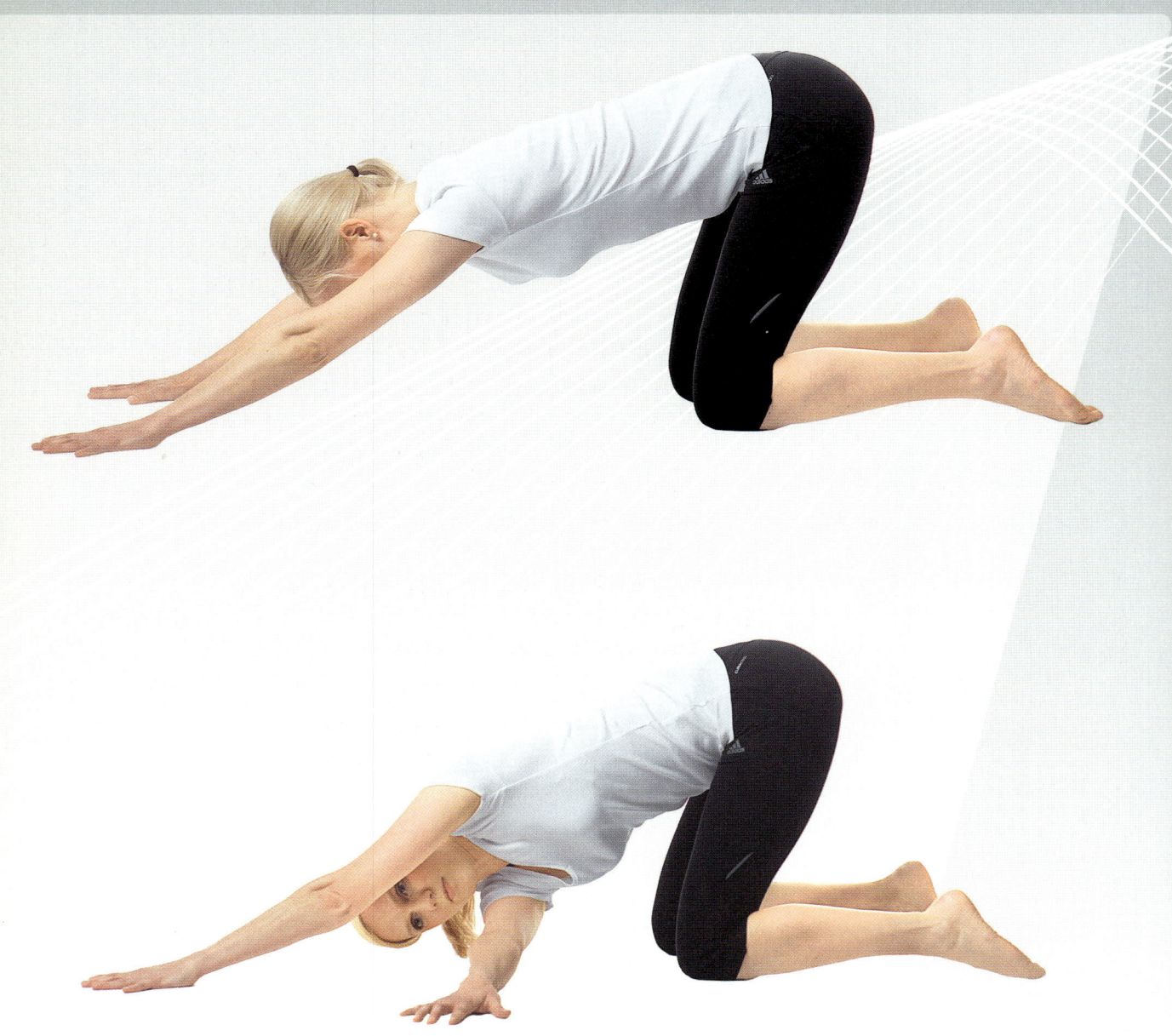

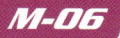

Variante zu M-05

Eine schöne Alternative zur vorangegangenen Übung.

So wird's gemacht

- Im Kniestand beginnen, d. h. die Hüftgelenke stehen senkrecht über den Kniegelenken, die Beine sind etwa hüftbreit geöffnet. Nun die Handflächen mit weit nach vorne ausgestreckten Armen am Boden ablegen. Die Arme strecken sich nach vorne, während sich das Gesäß in Richtung Fersen zurückschiebt.
- Jetzt einen Arm gestreckt unter dem anderen Arm zur Seite hindurchschieben. Auch hier zeigt die Handfläche zum Boden. Den Oberkörper ganz bewusst in der Brustwirbelsäule lang machen und drehen. Den Arm so weit wie möglich zur Seite strecken, während der andere Arm lang nach vorne zieht.

Ca. 5 tiefe Atemzüge verharren, dann die Seite wechseln.

Sonja's Tipp

Versuche, den Oberkörper beim Ausatmen immer noch ein kleines Stückchen weiter zu drehen, ohne dabei jedoch die Länge in der Wirbelsäule zu verlieren.

Achtung!

Bei Schmerzen oder nach Operationen im Kniegelenk eventuell ein Kissen oder eine Decke unter die Knie legen. Sollte der Druck dennoch einen Schmerz erzeugen, diese Übung bitte nicht ausführen.

Mobilisierung der gesamten Wirbelsäule

M-07

„Katzenbuckel"

Fast jeder kennt in – den Katzenbuckel. Eine schöne Übung, um Bewegung in die gesamte Wirbelsäule zu bringen!

So wird's gemacht

- Im Vierfüßlerstand beginnen, dabei sind die Knie senkrecht unter den Hüftgelenken und die Handgelenke senkrecht unter den Schultern. Den Bauch etwas zur Wirbelsäule hin anspannen, sodass der Rücken gerade ist. Die Fußspitzen sind aufgestellt und der Kopf befindet sich in Verlängerung der Wirbelsäule.
- Nun den Kopf langsam einrollen, dabei das Kinn zum Brustbein ziehen und den Rücken so weit wie möglich nach oben hin „rund" machen.
- Dann in die genau entgegengesetzte Richtung bewegen, d. h. den Kopf in den Nacken nehmen, mit dem Rücken ins Hohlkreuz gehen und den Bauch „durchhängen" lassen.

10 bis 20 Wiederholungen.

Sonja's Tipp

Die Bewegungen langsam und kontrolliert ausführen und immer bis ans Bewegungsende gehen. Die Knie und Handgelenke verändern ihre Position dabei nicht.

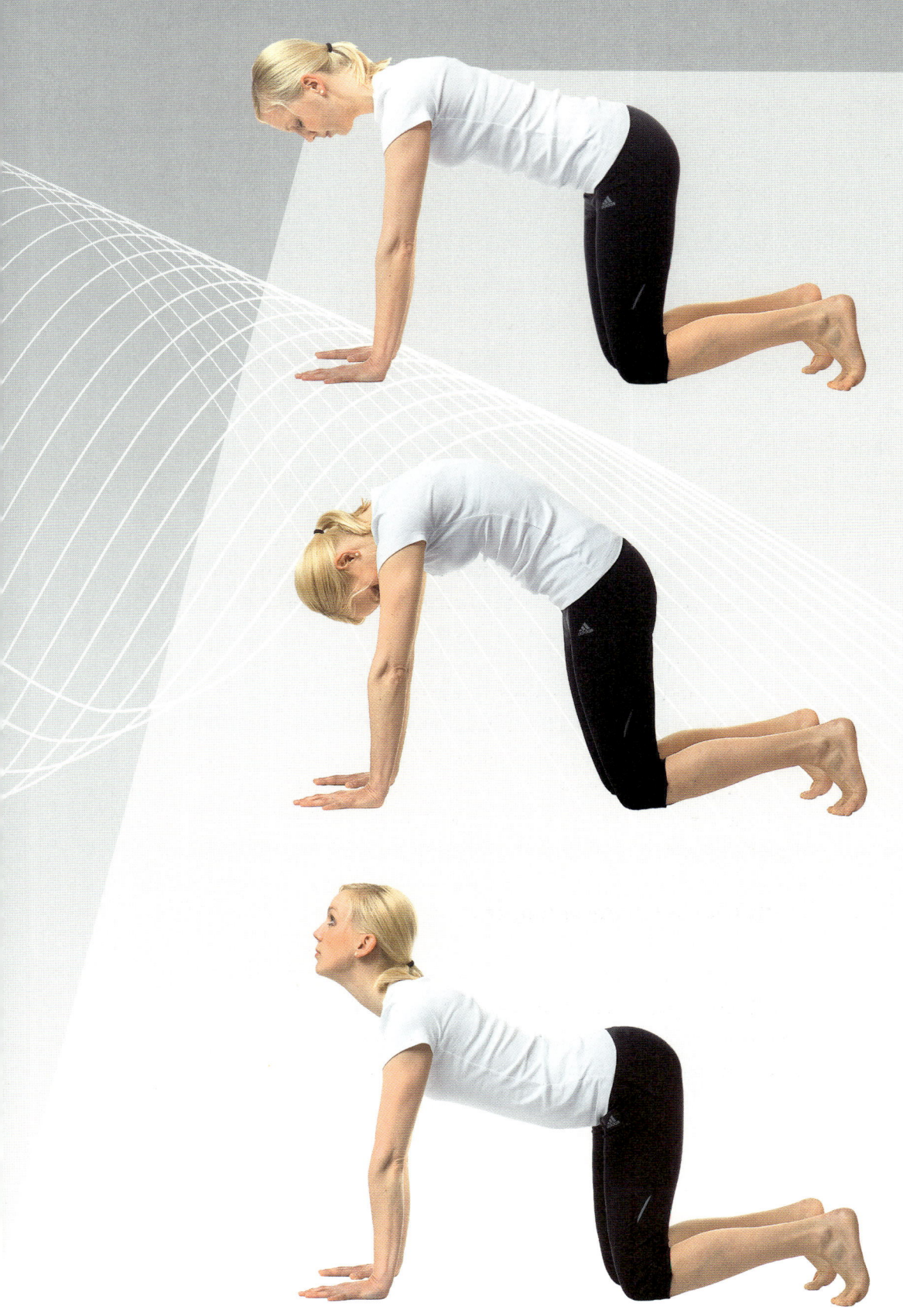

3. Kapitel - Mobilisation

Mobilisierung der Lendenwirbelsäule aus der

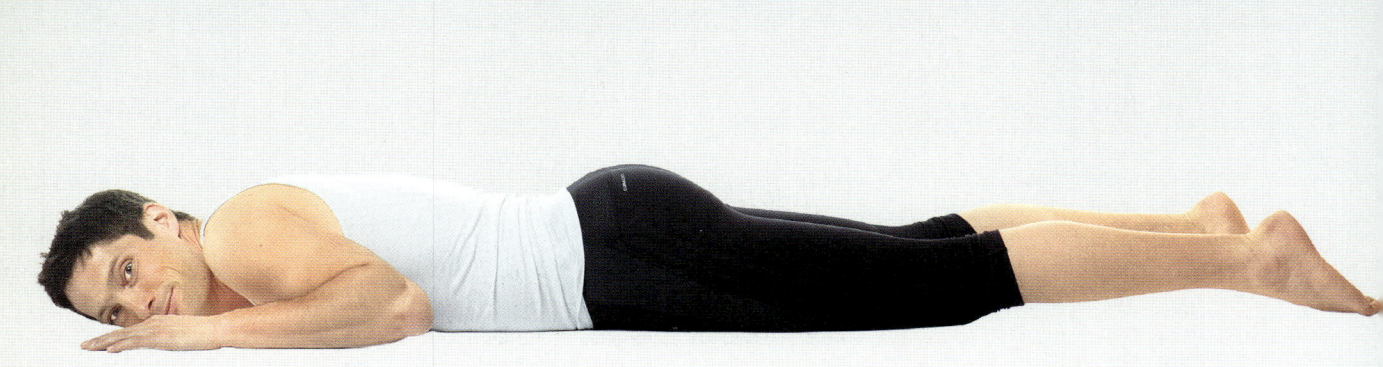

Das Problem

Viele werden bei dieser Übung wahrscheinlich die Hände über dem Kopf zusammenschlagen. Eine Übung, bei der man bewusst ins Hohlkreuz geht? Es gibt jedoch gar nicht wenige Menschen, deren Lendenwirbelsäule gerade oder sogar rund ist und bei einem dorsalen Bandscheibenvorfall (das Bandscheibenmaterial drückt sich nach hinten raus) ist diese Übung sogar empfehlenswert! Durch die Bewegung ins „Hohlkreuz" und mithilfe der Schwerkraft wird die Bandscheibe zurück nach vorne geschoben bzw. wieder zentriert.

So wird's gemacht

• Auf den Bauch legen, die Beine etwas geöffnet, die Fußrücken liegen am Boden auf. Den Kopf zu einer Seite drehen und ebenfalls am Boden ablegen. Die Handflächen seitlich neben dem Körper etwa auf Kopfhöhe aufsetzen. Der gesamte Körper ist in dieser Position komplett entspannt.

• Einen tiefen Atemzug machen und während der Ausatmung mit den Armen aus der Bauchlage nach oben hochdrücken in den Unterarmstütz kommen, d. h. die Ellenbogen sind senkrecht unter den Schultergelenken und die Unterarme und Handflächen liegen flach am Boden auf.

Einfach Besser Bewegen

Bauchlage M-08

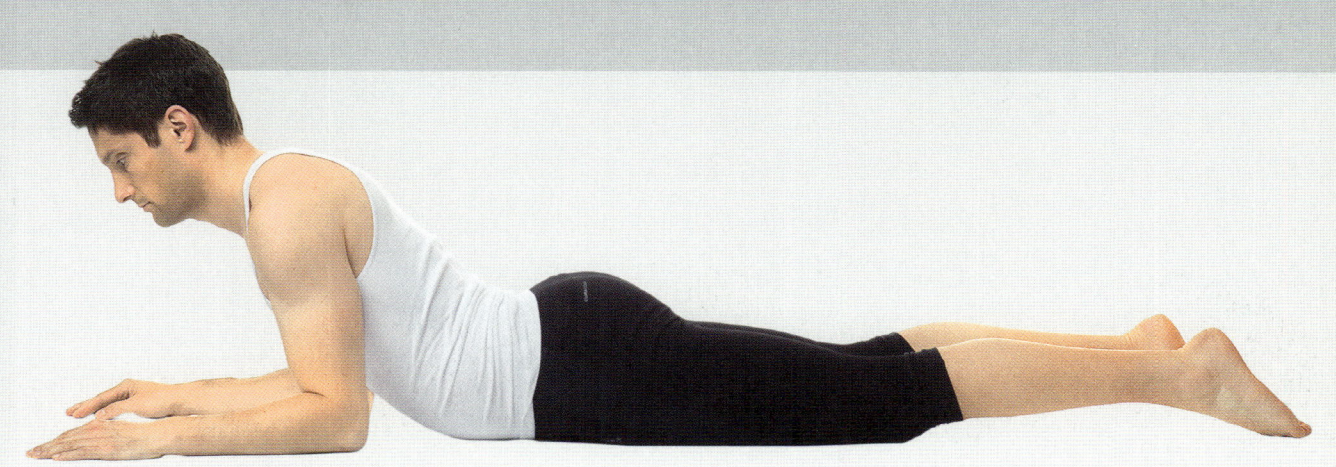

3 bis 4 tiefe Atemzüge in dieser Position bleiben, dann den Oberkörper und Kopf wieder am Boden ablegen und entspannen. 10 Wiederholungen.

Sonja's Tipp
Diese Übung langsam und bewusst ausführen. Die Hüftknochen behalten immer Kontakt zum Boden, die Gesäß- und Beinmuskulatur bleibt entspannt. Im Schultergürtel einsinken und den Kopf gerade lassen.

Achtung!
Diese Übung ist nicht geeignet für Menschen mit einem extremen Hohlkreuz, bei vorhandenem Gleitwirbel (Spondylolisthesis), bei ventralen Bandscheibenschädigungen oder bei unklaren Schmerzen und Beschwerden in der Lendenwirbelsäule. Es ist hilfreich, diese Übung zunächst mit einem Therapeuten zu besprechen und unter Anleitung auszuführen.

Mobilisierung der Beckenregion

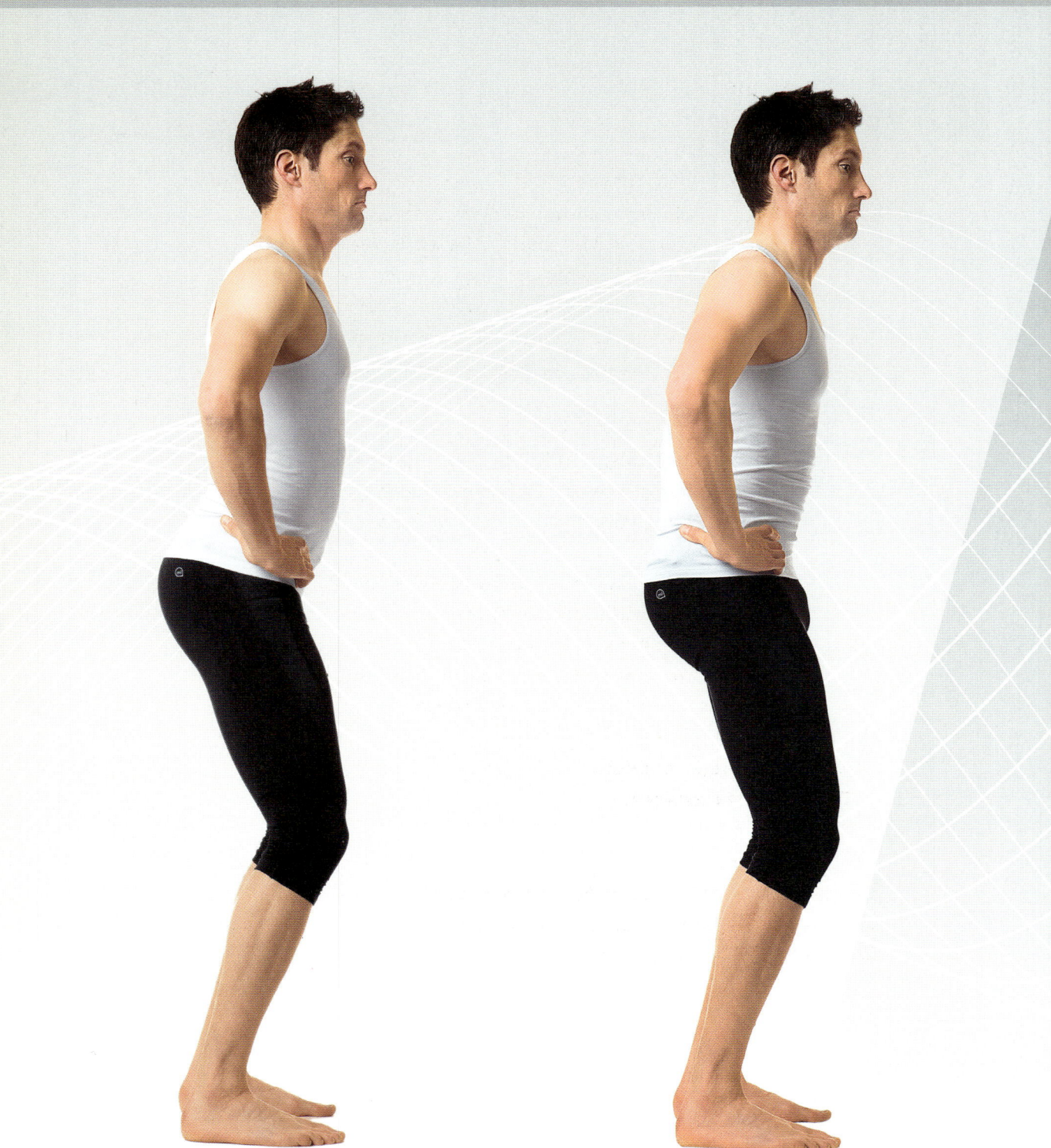

M-09

Hula-Hoop

Wer früher Hula-Hoop gemacht hat, sollte sich jetzt daran erinnern. Vor allem Männern fällt diese Übung eher schwer, da das männliche Becken von Natur aus viel fester und kräftiger ist – trotzdem einfach versuchen. Außerdem ist diese Übung gut nach langem Stehen oder Sitzen und bei Beschwerden in der Lendenwirbelsäule. Sie lockert und entspannt ungemein.

So wird's gemacht

- Aufrechte Haltung im Stehen, die Beine sind etwa hüftbreit auseinander und die Knie leicht gebeugt. Beide Hände locker am Becken abstützen, Oberkörper und Kopf sind gerade.
- Nun das Becken, gerne mithilfe der Hände, abwechselnd so weit wie möglich nach vorne und nach hinten bewegen. Es ist einmal das Schambein, das sich nach vorne schiebt, das andere Mal sind es die Hüftknochen. Der Oberkörper bewegt sich dabei möglichst nicht.

3 Durchgänge à 10 bis 20 Wiederholungen.

Sonja's Tipp

Die Übung lässt sich auch gut im Sitzen durchführen. Dabei mit dem Becken ganz bewusst über die beiden Sitzbeinhöcker vor- und zurückrollen.

Mobilisierung der Hüftgelenke aus der Seitenlage

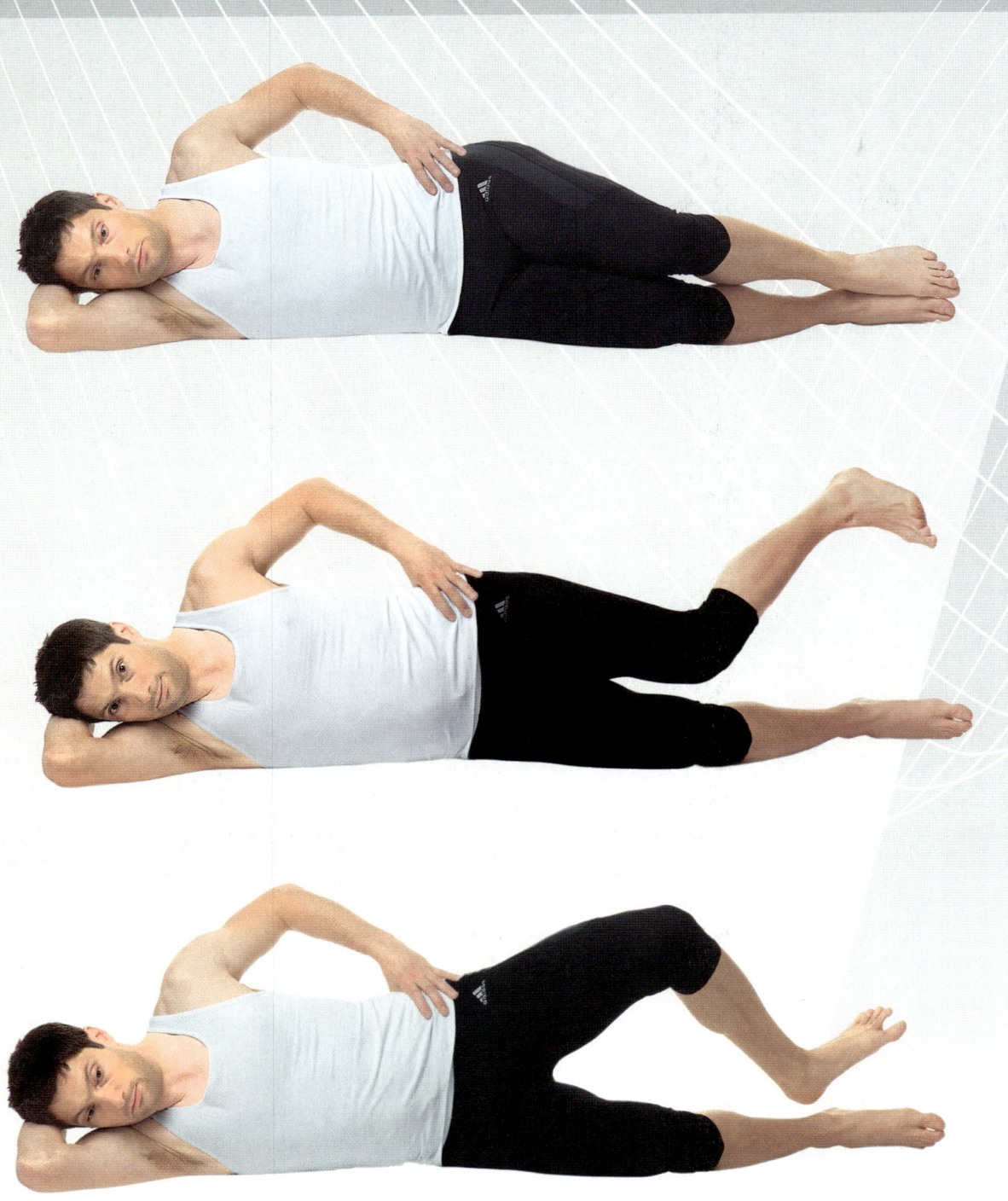

M-10

Das Problem

Fühlen sich die Hüftgelenke oft steif und unbeweglich an? Kann die Hüfte auf der einen Seite mehr oder weniger gedreht werden? Einwärts oder Auswärts?

Die Lösung

Die nachfolgenden zwei Übungen sind ein Muss für alle Fußballspieler! Es wird nicht nur die Beweglichkeit in den Hüftgelenken verbessert, sondern auch die Koordination und das Zusammenspiel der Hüftgelenksmuskulatur trainiert.

So wird's gemacht

- Auf die Seite legen und beide Beine in den Hüften und Knien ca. 45° beugen. Der Oberkörper ist gerade und der unten liegende Arm stützt den Kopf. Die oben liegende Hand locker am Beckenkamm abstützen. Den Bauch etwas zur Wirbelsäule hin anspannen.
- Jetzt das obere Bein etwas anheben und abwechselnd die Knie und die Fersen zusammenführen. Dabei jedoch darauf achten, dass sich das Becken nicht mitbewegt. Die Bewegung erfolgt allein aus dem Hüftgelenk des oben liegenden Beines.

3 Durchgänge pro Seite à 10 bis 20 Wiederholungen.

Sonja's Tipp

Am Anfang ist oft nur eine ganz kleine Bewegung möglich. Eventuell ist es hilfreich, sich eine Achse vorzustellen, die senkrecht durch beide Hüftgelenke in den Boden zeigt.

Mobilisierung der Hüftgelenke im Langsitz

Das „Kind schaukeln"

Diese Übung geht intensiv an die tiefen Strukturen des Hüftgelenks. Manche kennen sie bestimmt aus dem Yoga.

So wird's gemacht

- Auf den Boden setzen und ein Bein lang ausstrecken. Das andere Bein mit beiden Armen umgreifen und so in den Arm nehmen, dass das Knie in der Ellenbeuge liegt und sich beide Hände an der Außenseite des Unterschenkels umfassen. Der Kopf ist gerade und die Schultern sind locker.
- Jetzt das gebeugte Bein mit beiden Armen wie ein „Kind schaukeln". Die Bewegungen können hier durchaus dynamisch ausgeführt werden. Das Bein zunächst seitlich hin und her wiegen und dann nach oben und unten bewegen.

Jeweils ca. 1 Minute pro Seite.

Sonja's Tipp

Da es sich hierbei im eine dynamische Übung handelt, bei der es ausschließlich um die Beweglichkeit in den Hüftgelenken geht, ist es in diesem Fall nicht wichtig, dass der Rücken gerade bleibt.

M-11

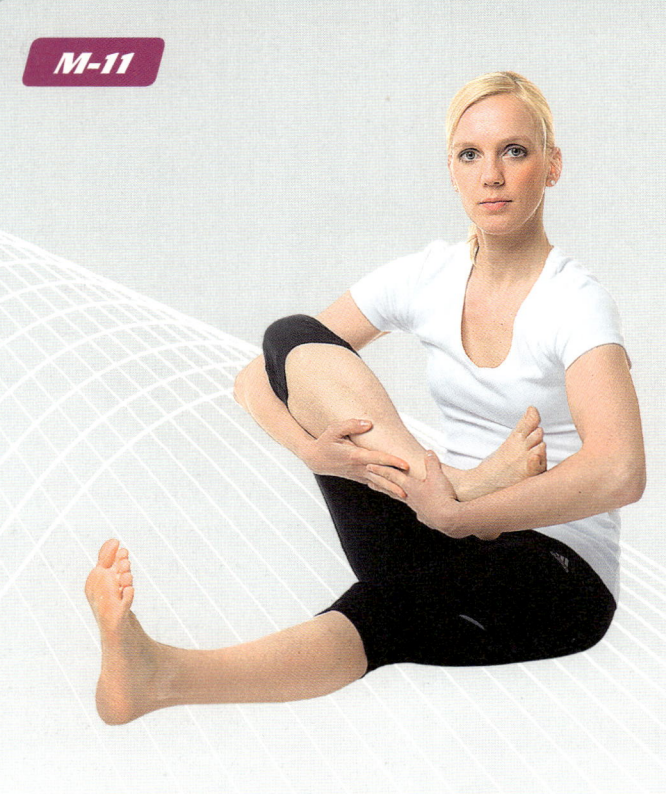

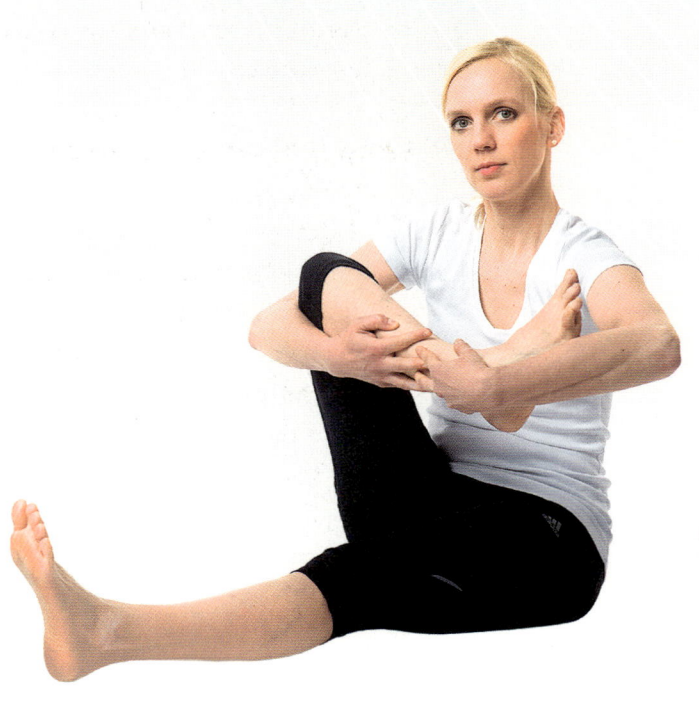

4. Kapitel - Gleichgewichts- und Koordinationsübunge

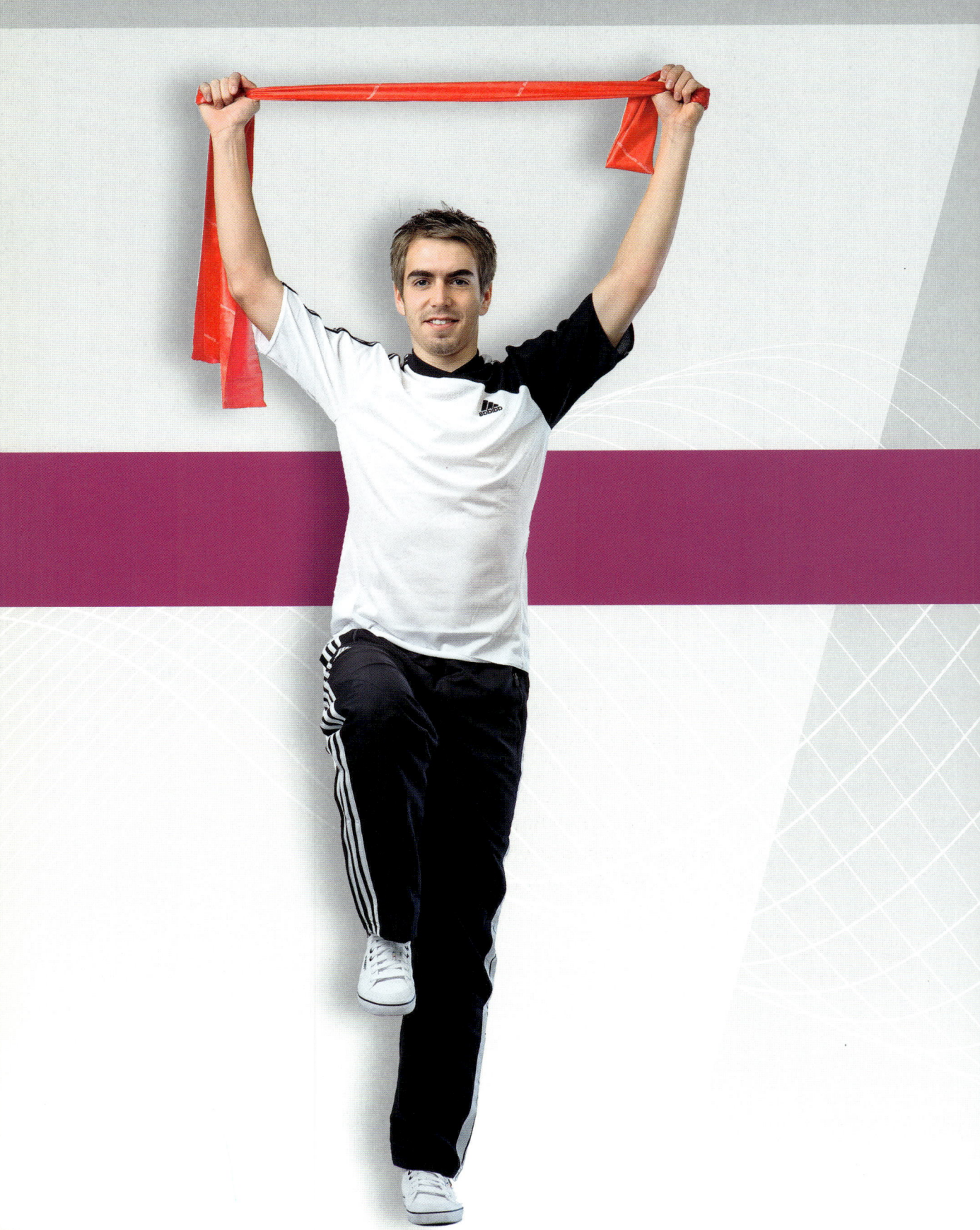

Gleichgewichts- und Koordinationsübungen

Zu guter Letzt noch ein paar Gleichgewichts- und Koordinationsübungen. Sie erfordern ein gutes Zusammenspiel aller Muskeln und Gelenke. Die Muskelkoordination ist wichtig für einen physiologischen und funktionellen Bewegungsablauf. So können Überlastungssyndrome verringert und Verletzungsrisiken minimiert werden.

4. Kapitel - Gleichgewichts- und Koordinationsübunge

Einfache Gleichgewichtsübung im freien Stand

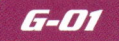

Kinderleicht?
Mit den Augen kontrollieren wir unser Gleichgewicht. Aber geht das auch mit geschlossenen Augen?

So wird's gemacht
- Auf einem Bein stehen. Das Standbein ist im Kniegelenk leicht gebeugt, das andere Knie vor dem Körper anheben, sodass Knie- und Hüftgelenke etwa auf einer Höhe sind. Die Fußspitzen anziehen. Oberkörper und Kopf sind gerade, das Brustbein leicht anheben und die Schultern locker hängen lassen. Den Bauch etwas zur Wirbelsäule hin anspannen und die Hände locker in der Taille abstützen.
- Nun die Augen schließen und das Gleichgewicht halten.

Pro Seite 3-mal für ca. 10 bis 20 Sekunden.

Nichts gespürt?
Die Übung auf einem instabilen Untergrund – z. B. auf einem Kissen oder auf einer zusammengefalteten Wolldecke – ausführen.

Sonja's Tipp
Eine gute Körperspannung ist bei der Ausführung dieser Übung wichtig. Es hilft, sich vorzustellen, wie man vom Scheitelpunkt aus lang nach oben gezogen wird.

Einfach Besser Bewegen

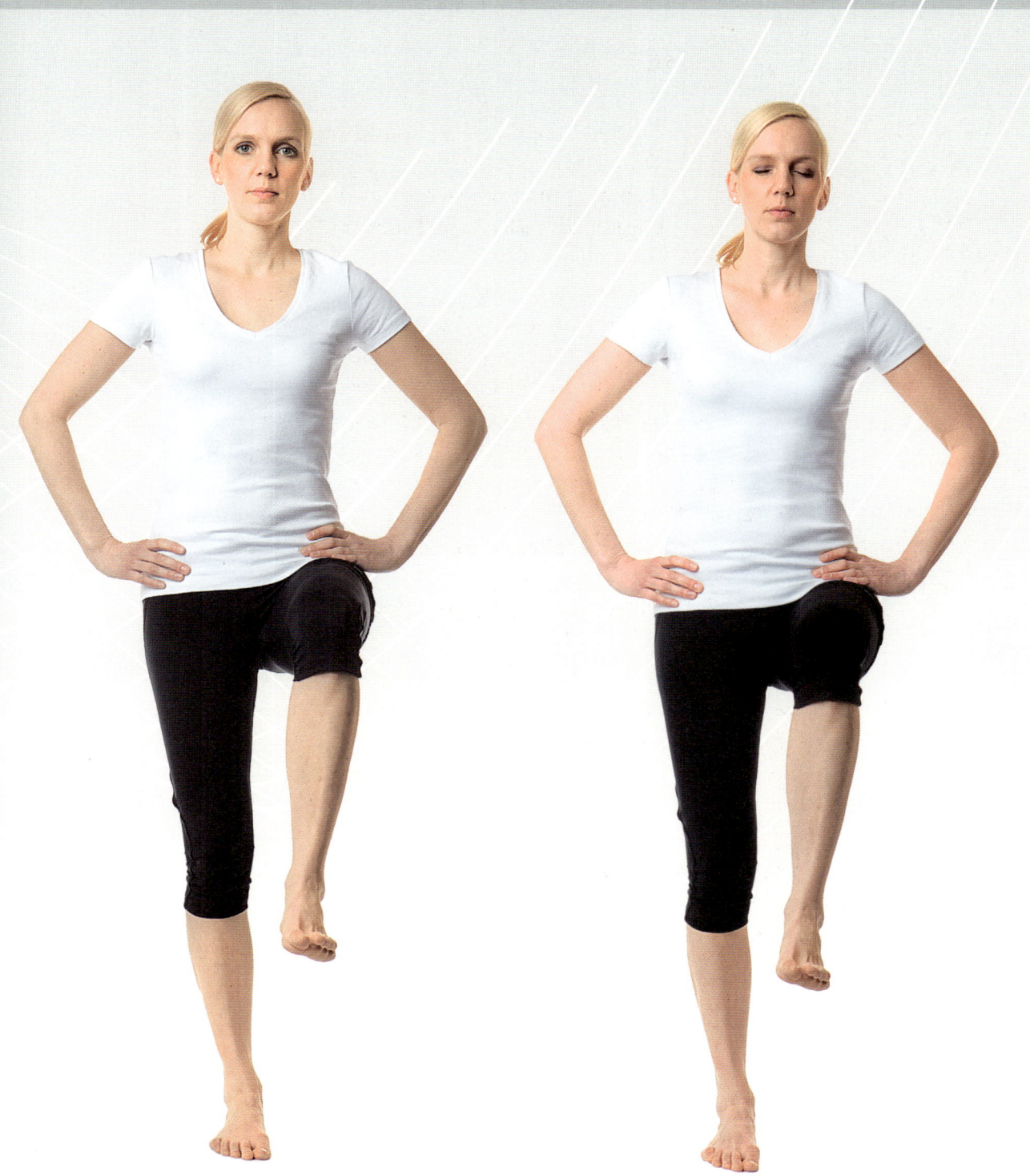

Dynamische Gleichgewichtsübung im freien Stand

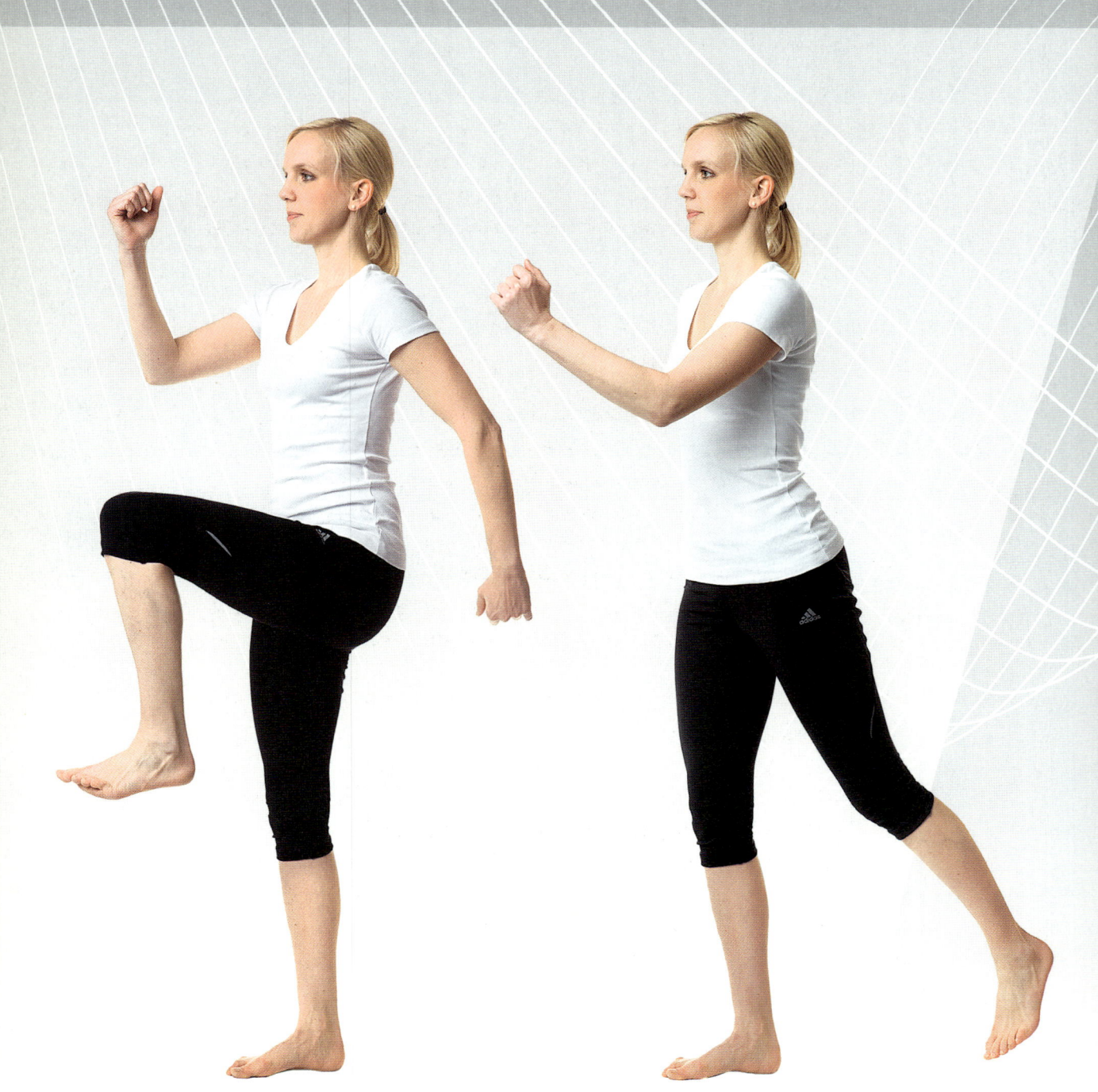

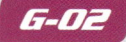

Koordination im Einbeinstand

Bei jedem Schritt müssen wir unser Gleichgewicht kurz auf einem Bein halten. Insbesondere nach Verletzungen oder Operationen an Hüfte, Knie oder Sprunggelenk muss das Zusammenspiel der Muskulatur während der Standbeinphase wieder erlernt werden.

So wird's gemacht

- Auf einem Bein stehen. Das Standbein im Kniegelenk leicht beugen, das andere Knie vor dem Körper heben, sodass Knie und Hüftgelenke etwa auf einer Höhe sind. Die Fußspitze anziehen, Oberkörper und Kopf sind gerade, das Brustbein leicht heben und die Schultern locker hängen lassen. Den Bauchnabel etwas in Richtung Wirbelsäule ansaugen. Beide Arme entgegengesetzt zu den Beinen anwinkeln, als wäre man in einer Laufbewegung.
- Jetzt das vor dem Körper gebeugte Bein ohne Schwung nach hinten unten ausstrecken und gleichzeitig die Arme in die entgegengesetzte Richtung bewegen. Dann das Bein wieder vor dem Körper hochziehen und die Arme dabei erneut mitbewegen.

3 Durchgänge pro Seite à 10 bis 20 Wiederholungen.

Nichts gespürt?

Auch diese Übung lässt sich gut auf einem instabilen Untergrund oder mit geschlossenen Augen ausführen.

Sonja's Tipp

Das Gleichgewicht auf einem Bein lässt sich auch gut beim Zähneputzen, Kartoffelschälen, Telefonieren etc. üben und trainieren! Der Kreativität sind hier keine Grenzen gesetzt.

4. Kapitel - Gleichgewichts- und Koordinationsübunge

Gleichgewichtsübung mit dem Theraband

G-03

Multitasking!
Gleichgewicht, Kraft und Koordination – hier kommt alles zusammen!

So wird's gemacht
- Auf einem Bein stehen, das Standbein im Kniegelenk leicht beugen, das andere Knie vor dem Körper anheben, sodass Knie und Hüftgelenk etwa auf einer Höhe sind.
- Die Fußspitze anziehen. Oberkörper und Kopf sind gerade, das Brustbein leicht anheben und die Schultern locker hängen lassen. Den Bauch etwas zur Wirbelsäule hin anspannen.
- Das Theraband mit gestreckten Armen hinter dem Rücken auf Höhe des Gesäßes langsam auseinanderziehen und wieder nachlassen, ohne jedoch die Spannung auf das Band ganz zu verlieren.

Alternative
Das Band mit gestreckten Armen über dem Kopf auseinanderziehen.

Pro Seite jeweils 3 Durchgänge à 10 bis 20 Wiederholungen.

Sonja's Tipp
Auch diese Übung kann selbstverständlich mit geschlossenen Augen oder auf einer instabilen Unterlage ausgeführt werden.

Einfach Besser Bewegen

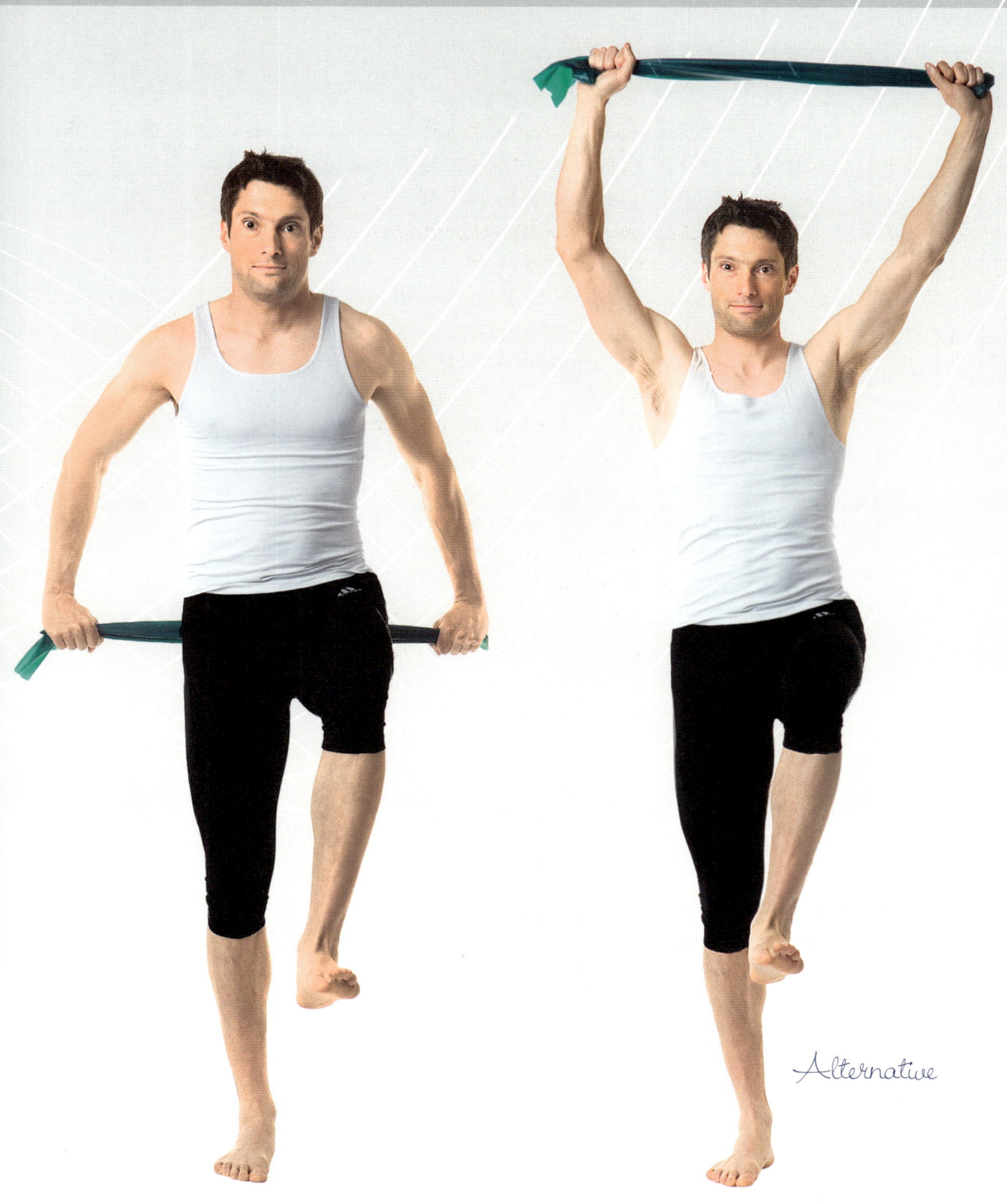

Alternative

171

Übersicht

Grundposition 16

Dehnungsübungen 18

D-01 Seitliche Nackenmuskulatur	20
D-02 Schulterblattheber	22
D-03 Unterarmmuskulatur	24
D-04 Vordere Brustmuskulatur	26
D-05 Brustmuskulatur (im Türrahmen)	28
D-06 Vordere und hintere Schultermuskulatur	30
D-07 Vordere Schultermuskulatur	32
D-08 Hintere Schultermuskulatur	34
D-09 Muskulatur zwischen den Schulterblättern	36
D-10 Hintere Oberarmmuskulatur	38
D-11 Brustwirbelsäule und Muskulatur zwischen den Schulterblättern	40
D-12 Brustwirbelsäule	42
D-13 Untere Lendenwirbelsäule (I)	44
D-14 Untere Lendenwirbelsäule (II)	46
D-15 Untere Lendenwirbelsäule (aus der Rückenlage)	48
D-16 Seitliche Rumpfmuskulatur	50
D-17 Gesäßmuskulatur	52
D-18 Tiefe Gesäßmuskulatur	54
D-19 Tiefe Gesäß- und Hüftmuskulatur aus der Rückenlage	56
D-20 Tiefe Gesäß- und Hüftmuskulatur	58
D-21 Hüftbeuger und der Wadenmuskulatur	60
D-22 Hüftbeuger im halben Kniestand	62
D23 Vordere Oberschenkelmuskulatur	64
D-24 Oberschenkelinnenseite	66
D-25 Hintere Oberschenkelmuskulatur aus der Rückenlage	68
D-26 Hintere Oberschenkelmuskulatur im Stehen	70
D-27 Oberflächliche und tiefe Wadenmuskulatur im Stehen (I)	72
D-28 Oberflächliche und tiefe Wadenmuskulatur im Stehen (II)	74
D-29 Vordere seitliche Schienbeinmuskulatur	76

Kräftigungsübungen 78

K-01 Nackenmuskulatur	80
K-02 Vordere Halsmuskulatur	82
K-03 Schultermuskulatur	84
K-04 Vordere Schultermuskulatur und Bizeps	86
K-05 Armbeuger (Bizeps) mit dem Theraband	88
K-06 Hintere Oberarmmuskulatur (Trizeps) mit dem Theraband	90
K-07 Hinteren Oberarmmuskulatur (Trizeps)	92
K-08 Brustmuskulatur und vordere Schultermuskulatur	94
K-09 Muskulatur zwischen den Schulterblättern	96

K-10 Muskulatur zwischen den Schulterblättern
mit dem Theraband 98

K-11 Muskulatur zwischen den Schulterblättern
und hintere Oberarmmuskulatur 100

K-12 Untere Bauchmuskulatur im Sitzen 102

K-13 Untere Bauchmuskulatur mit dem
Theraband 104

K-14 Dynamische Kräftigung der
Bauchmuskulatur aus der Rückenlage 106

K-15 Vordere Rumpfmuskulatur, insbesondere
großer Brustmuskel 108

K-16 Rumpf- und Bauchmuskulatur 110

K-17 Rückenmuskulatur 112

K-18 Untere Bauch- und Rückenmuskulatur 114

K-19 Schräge Bauchmuskulatur und seitliche
Rumpfmuskulatur 116

K-20 Untere Rücken- und Gesäßmuskulatur 118

K-21 Gesäßmuskulatur 120

K-22 Untere Rücken- und Gesäßmuskulatur
in Rückenlage 122

K-23 Gesäßmuskulatur und hintere
Oberschenkelmuskulatur 124

K-24 Hüftabduktoren im Stehen, mit und ohne
Theraband 126

K-25 Hüftabduktoren aus der Seitlage 128

K-26 Hüftadduktoren aus der Seitlage 130

K 27 Gesäßmuskulatur plus vordere und hintere
Oberschenkelmuskulatur 132

K-28 Vordere Oberschenkelmuskulatur 134

K-29 Waden- und Schienbeinmuskulatur
mit dem Theraband 136

K-30 Wadenmuskulatur im Stehen 138

Mobilisationsübungen *140*

M-01 Kopfgelenke 142

M-02 Halswirbelsäule 144

M-03 Schultergelenke 146

M-04 Handgelenke 148

M-05 Brustwirbelsäule (I) 150

M-06 Brustwirbelsäule (II) 152

M-07 Gesamte Wirbelsäule 154

M-08 Lendenwirbelsäule aus der Bauchlage 156

M-09 Beckenregion 158

M-10 Hüftgelenke aus der Seitenlage 160

M-11 Hüftgelenke im Langsitz 162

Gleichgewichts- und Koordinationsübungen *164*

G-01 Einfache Gleichgewichtsübung
im freien Stand 166

G-02 Dynamische Gleichgewichtsübung
im freien Stand 168

G-03 Gleichgewichtsübung mit dem Theraband 170

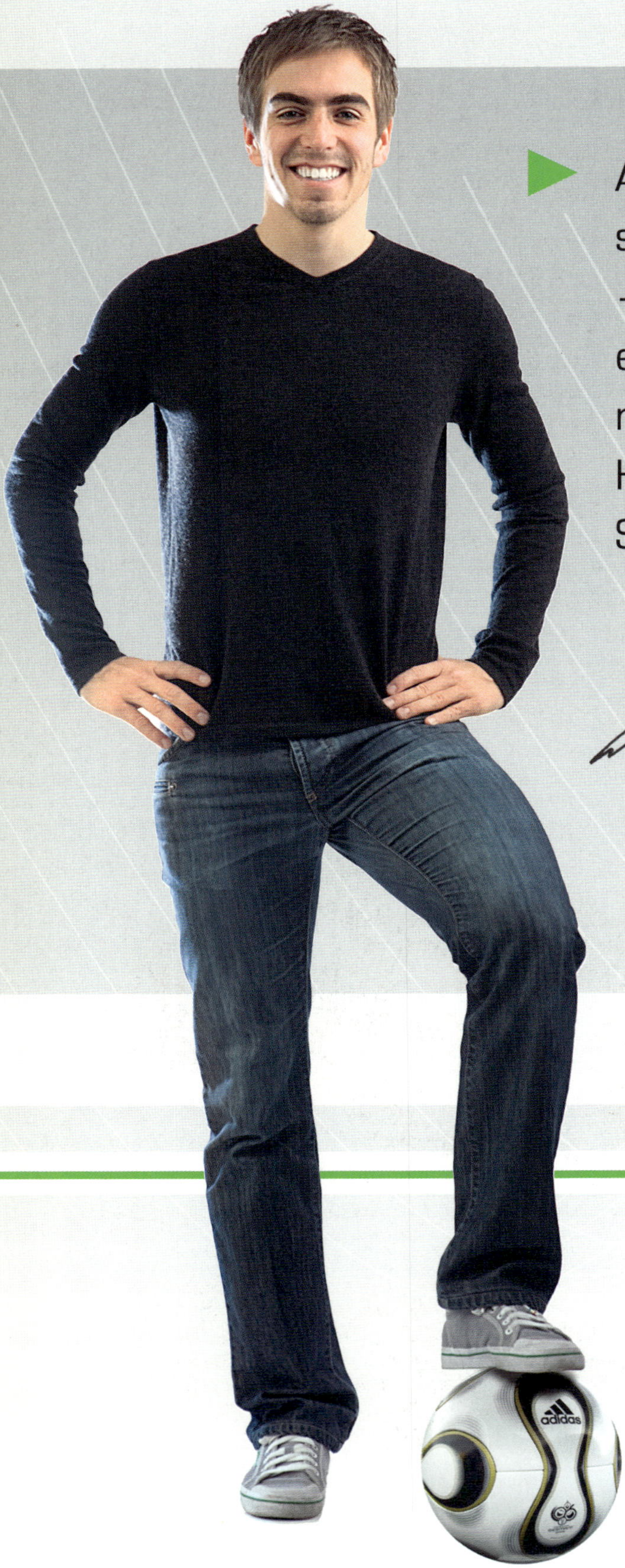

Philipp Lahm-Stiftung

▶ Alle Kinder und Jugendlichen sollen dieselben Chancen haben – weltweit! Deshalb möchte ich etwas davon weitergeben, was mir der Fußball gegeben hat. Helfen Sie mit und unterstützen Sie meine Stiftung!

Philipp Lahm

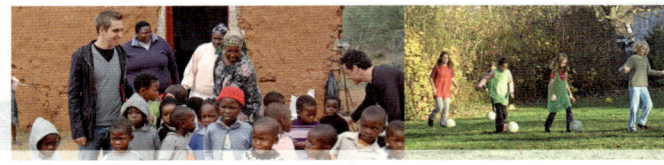
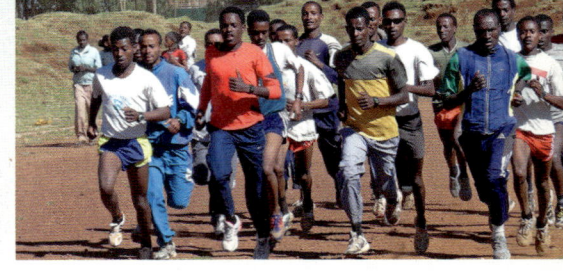

Zwei von vielen Projekten

projekte Südafrika

Shongi Soccer
Mit dem Projekt „Shongi Soccer" hat die Stiftung den Bau eines Sportplatzes zwischen zwei Townships finanziert. Der Sport bietet in diesen Armensiedlungen oft die einzige Möglichkeit, die Kinder in Aktivitäten einzubinden und damit ein Abrutschen in Kriminalität, Drogen und Alkohol zu verhindern. Durch das Training werden wichtige Werte wie Teamgeist und Fairness vermittelt. Im Rahmen des Projekts arbeiten südafrikanische Organisationen daran, den jungen Afrikanern PC-Kenntnisse und weitere Fertigkeiten beizubringen, um ihnen neue Perspektiven zu eröffnen.

projekte Deutschland

Sommercamp
Das erste „Philipp Lahm Sommercamp" startete 2009 in der Nähe von München und weitere Camps finden nun alljährlich in verschiedenen Teilen Deutschlands statt. Die teilnehmenden Kinder zwischen 10 und 13 Jahren verbringen im Sommercamp eine spannende Woche mit Fokus auf Bewegung, Ernährung und Persönlichkeitsentwicklung. Sie lernen, warum ausgewogene Bewegung und Ernährung wichtig sind, erfahren Neues über Esskulturen und machen sich im Rahmen von Gruppenaktivitäten Gedanken über sich selbst und ihr Team-Verhalten. Oberstes Ziel des „Philipp Lahm Sommercamps" ist es, den Teilnehmern Wege aufzuzeigen, wie sie ihr neues Wissen auch nach dem Camp einsetzen können.

philipp lahm stiftung für sport und bildung

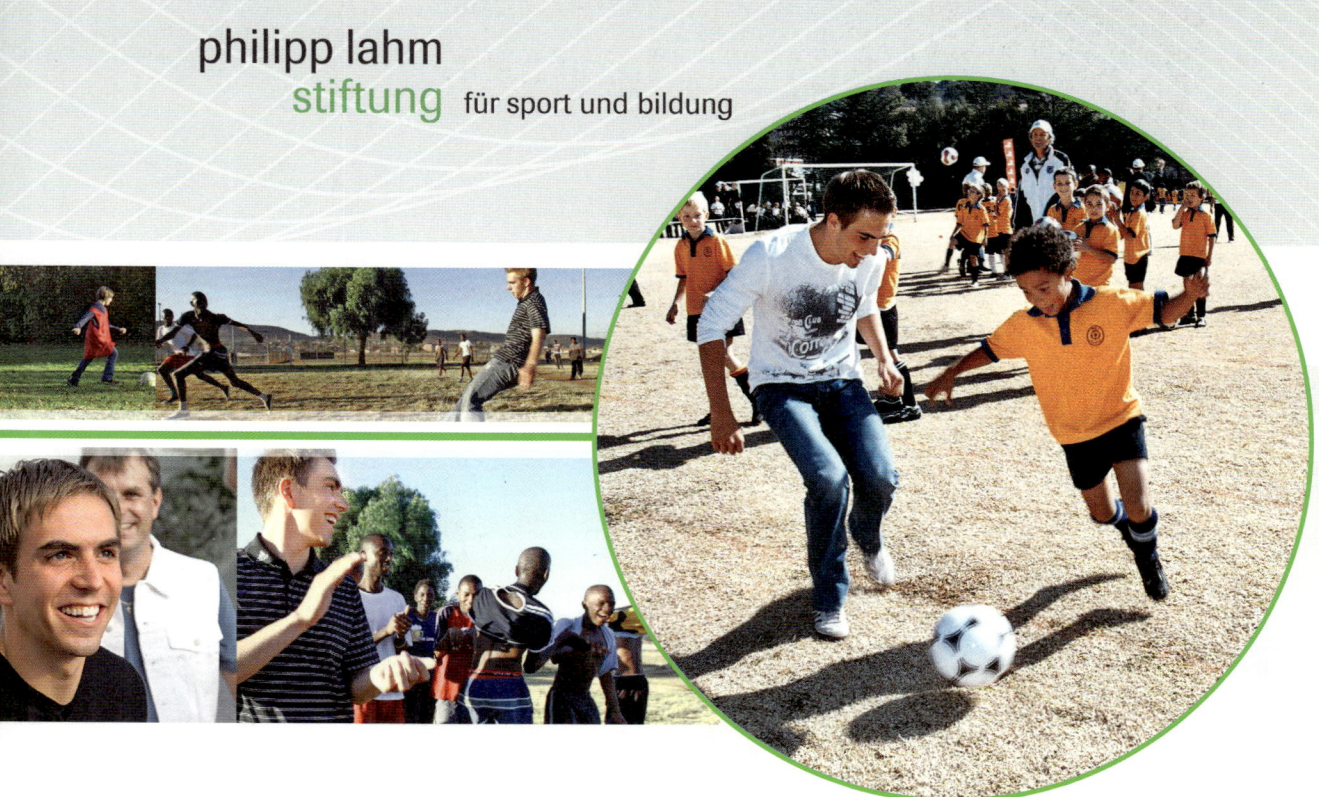

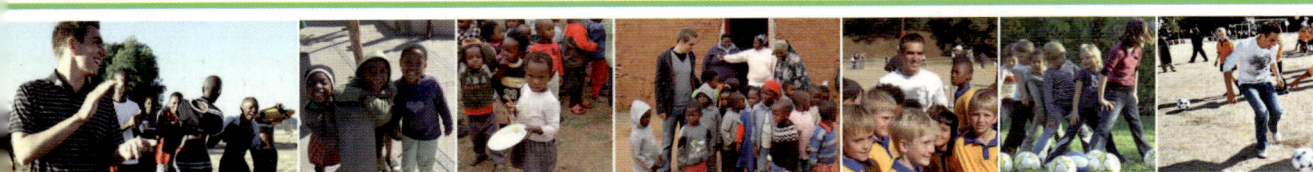

Aufgerüttelt durch einen Besuch in den Townships von Südafrika erkannte ich die Notwendigkeit zu helfen und anderen eine Plattfor zu bieten, auch selbst mithelfen zu können. Deshalb habe ich es mir zur Aufgabe gemacht, benachteiligte Kinder und Jugendliche in den Bereichen Sport und Bildung zu fördern, in Deutschland, aber auch insbesondere auf dem afrikanischen Kontinent. Es würde mich freuen, wenn Sie mir helfen, diese Projekte meines Lebens zu verwirklichen.

Ihr

Philipp Lahm

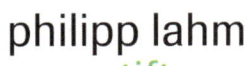

philipp lahm stiftung für sport und bildung

Philipp Lahm-Stiftung
Ehrengutstraße 19
80469 München
Tel.: +49 (0)89 710 66 15 25
Fax: +49 (0)89 710 66 15 29
E-Mail: info@philipp-lahm-stiftung.de
www.philipp-lahm-stiftung.de

Unterstützen Sie die Philipp Lahm-Stiftung mit einer Spende

Philipp Lahm-Stiftung
Kontonummer 115 01
BLZ 370 302 00
Bankhaus Sal. Oppenheim jr. & Cie.

IBAN: DE 42 3703 0200 0000 0115 01
BIC: SOPPDE3KXXX

Spenden für die Philipp Lahm-Stiftung werden zu 100% an die jeweiligen Projekte weitergeleitet. Philipp Lahm trägt als Privatperson sämtliche Verwaltungskosten, die für die Stiftungsarbeit anfallen.

Impressum

© 2010 by Südwest Verlag, einem Unternehmen der Verlagsgruppe Random House GmbH, 81637 München.

Die Verwertung der Texte und Bilder, auch auszugsweise, ist ohne Zustimmung des Verlags urheberrechtswidrig und strafbar. Dies gilt auch für Vervielfältigungen, Übersetzungen, Mikroverfilmung und für die Verarbeitung mit elektronischen Systemen.

Hinweis
Die Ratschläge/Informationen in diesem Buch sind von Autoren und Verlag sorgfältig erwogen und geprüft, dennoch kann eine Garantie nicht übernommen werden. Eine Haftung der Autoren bzw. des Verlags und seiner Beauftragten für Personen-, Sach- und Vermögensschäden ist ausgeschlossen.

Verlag und Autorin danken
Der Agentur acta7 – *agents and consultants for top athletes* für die gute Zusammenarbeit.

Dr. med. Lutz Hänsel vom Zentrum vom MW-Zentrum für Orthopädie und Sportmedizin in München für Vorwort und guten Rat.

Sebastian Arnold von der Firma Vor-Sprung in München fürs Modeln.

Umschlaggestaltung
Christian M. Weiß, München und Christoph Dirkes, Neuenkirchen

Layout
Christoph Dirkes, Neuenkirchen

Gesamtproducing
Regina Bocek, München

Lithografie
JournalMedia, Poing

Projektleitung & Redaktion
Dr. Harald Kämmerer, Sabine Gnan

Bildnachweis
Sämtliche Bilder sind von Christian M. Weiß – mit Ausnahme der Fotos der Philipp Lahm-Stiftung auf den Seiten 174–176.

Druck und Bindung
Neografia AG, Martin
Printed in Slovakia

ISBN 978-3-517-08643-9
9817 2635 4453 6271

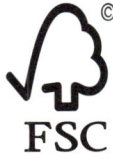

Mix
Produktgruppe aus vorbildlich bewirtschafteten Wäldern, kontrollierten Herkünften und Recyclingholz oder -fasern

Zert.-Nr. SW-COC-003739
www.fsc.org
© 1996 Forest Stewardship Council

Verlagsgruppe Random House FSC-DEU-0100
Das FSC-zertifizierte Papier *Profibulk* für dieses Buch liefert Sappi, Alfeld.